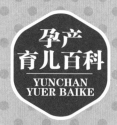

孕产
育儿百科

YUNCHAN
YUER BAIKE

孕妈宝宝安全用药

卢晟晔◎主编

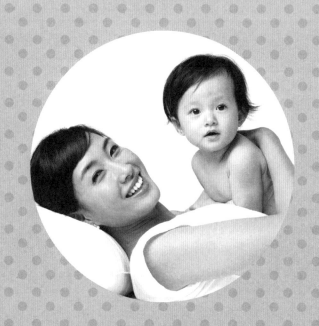

青岛出版社

QINGDAO PUBLISHING HOUSE

现代女性，对自身的健康越来越关注；而作为怀孕的女性，其母体的健康直接关系到胎儿的健康。如何才能让女性在孕期身体健康并且孕育出健康的小宝宝呢？

首先，女性在这段不寻常的时期要注意自己的生活习惯。生活习惯虽然是小事，但是与女性的身体健康密切相关。其次，孕期女性要注意自己的饮食。这样才不会误食一些对身体不利，同时对胎儿有损伤的食物。

做孕妈不易，当家长更难。孩子生病，最着急的是父母，看着孩子吃不下饭、睡不着觉、难受的模样，父母自然是万分焦急。很多时候，家长在面对孩子出现不适时会感到手足无措，首先想到的无非是将孩子送到医院。可是若干年之后，当你的孩子对吃药、打针、输液完全"无感"的时候，家长才不禁自责：当初不应该一点小病就带着孩子去打针输液，动不动就使用抗生素。

还有的家长，在孩子出现某些小意外，如烫伤、擦伤、割伤、蜇伤时不知道如何处理，或者因为处理不当而给孩子身体留下瘢痕、后遗症等。对此，做父母的难免会自责、难过。

因此，对于生活中常见的小儿病症，家长应当学习一些有效、得当的方法帮助孩子，让孩子尽量少打针、少吃药、少用抗生素，逐渐增强自身体质、抗病能力。

我国的传统医学为我们留下了诸多行之有效的偏方、验方，家长在掌握这些方法之后，就能够轻松取材、备材，通过泡脚、外敷、内服、按摩等方法帮助孩子远离病痛。

对于孕妈，这本书从各个方面告诉孕妈妈们，孕期应该如何照顾自己的身体，应该如何使腹中的胎儿健康成长，以及产后应该如何对自己的身体进行调养。

对于宝宝，本书针对生活中孩子常见的呼吸系统、消化系统疾病、皮肤疾患、跌打损伤、五官科疾病、营养性疾病、杂病等方面问题，结合具体案例，将其相关的特效偏方呈现给广大家长，是必备的疾病速查宝典。家长们可根据孩子的症状选择使用，帮助孩子远离疾病，健康成长。

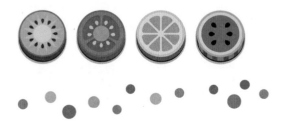

第一章

备 孕

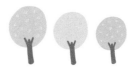

第二章

孕前期

第三章

孕中期

第四章

孕晚期

第五章

产　后

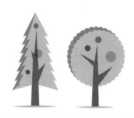

第六章

小儿常见小毛病，好妈妈必备小偏方

第七章

呼吸疾病小偏方，感冒咳嗽无烦忧

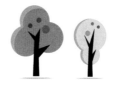

第八章

幼儿皮肤常见小毛病，试试这些小偏方

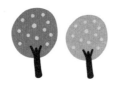

第九章

五官疾病小偏方，保护"爱面子"的小朋友

第十章

调理肠胃小偏方，保证孩子身体壮

第十一章

外伤小偏方，孩子跑跳不用慌

第十二章

补充营养小偏方，让宝贝身体更强壮

第十三章

有了小儿杂症方，孩子生病不用慌

第十四章

美食帮忙，孕妈宝宝小病一扫光

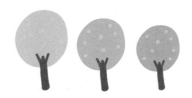

附录　辅食制作常用食材

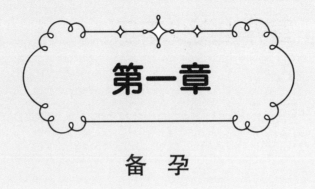

第一章

备 孕

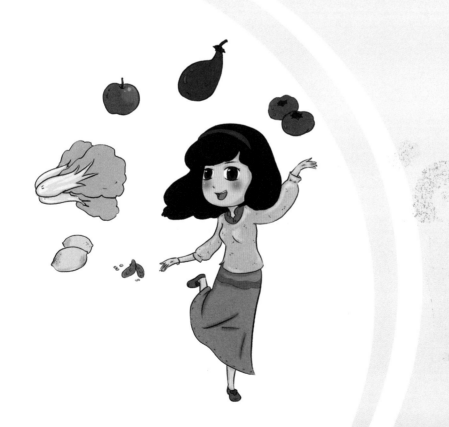

好"孕"来，营养均衡少不了

众所周知，从受精卵发育至胎儿完全成熟，怀孕期间胎儿快速生长与发育所需的营养成分，完全依赖孕妈的饮食供应。因此，当女性得知怀孕时，不管以前身体营养状况如何，都要好好为腹中的胎儿建造一个优质的营养环境。对准妈妈来说，哪些营养元素需要特别补充，哪些营养元素在日常饮食中就能获取呢？

晓彤，今年30岁，在一个外贸公司上班，去年她打算停止忙乱的工作，安心准备怀孕，准

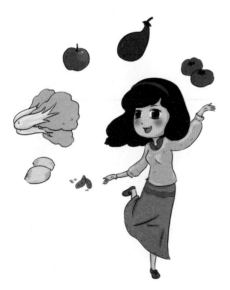

备生一个宝宝。由于长期饮食结构不合理，她十分担心自己的身体状况不适宜怀孕，因此到我这里进行咨询。

在对晓彤进行常规的身体检查之后，我发现她的身体基本上没有什么大问题。于是，我建议她饮食营养均衡，注意休息即可。但是晓彤还是很紧张地问："真的这样就行了吗？我看到不少朋友备孕前都要吃很多保健品，什么叶酸、钙片、高蛋白奶粉之类的。"

其实晓彤的担忧也是很多女性存在的误区。很多备孕女性盲目地服用各种维生素保健品，却不知道，这些东西服用过多，会给身体造成极大的负担。

🍊 早期补充叶酸很重要

我对晓彤说：中国有句古话叫"是药三分毒"，再好的"药物"过量服用都会对身体产生不良影响，即使是营养保健品，服用过量，也一样适得其反。一般情况下，只要没有患上特殊疾病，孕前女性是没有必要进行特殊营养补充的。只要摄

入足够的高纤维果蔬、谷、奶、蛋、肉类等食物，保证充足的睡眠和适当的运动就可以了。如果真想要补充什么营养，那就是叶酸。叶酸是一种水溶性 B 族维生素，是保证人体细胞生长和繁殖的必需物质。如果孕妇体内缺少叶酸，易患巨幼红细胞性贫血及白细胞减少症，甚至可引起胎儿神经管畸形。

◉ 补充叶酸用食疗

晓彤非常认真地问："补充叶酸多少量才合适呢？"我回答道："从怀孕3个月之前就开始吃，每天服用0.4毫克。怀孕之后，每天服用0.6~0.8毫克就可以了。"

可以采用食疗的方式帮助孕妇补充叶酸，每天定量食用豆类、坚果类制品和动物肝脏，水果、新鲜蔬菜和杂粮也要多吃一些，而且要注意采用正确的烹调方式。

需要注意的是，食物当中所含的叶酸遇到光热的时候就会流失，新鲜蔬菜贮藏2～3天后，所含叶酸会流失一半。如果用煲汤的方式烹调食物，可能会使食物中的叶酸流失50％～95％。因此，准妈妈应选择恰当的烹调方式，尽量避免叶酸的流失。

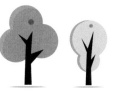

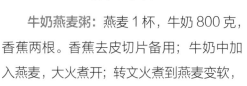

补充叶酸

牛奶燕麦粥： 燕麦1杯，牛奶800克，香蕉两根。香蕉去皮切片备用；牛奶中加入燕麦，大火煮开；转文火煮到燕麦变软，加入香蕉片。

凉拌胡萝卜： 胡萝卜两根，香油适量，盐、葱少许。将胡萝卜和葱清洗干净切丝，撒上少许香油，调匀后即可食用。

蔬菜水果沙拉： 猕猴桃、草莓、橘子、油菜、番茄、熟黄豆适量，色拉适量，奶油适量。将蔬菜和水果洗净切好放入容器，再将适量色拉油沙司和奶油倒入拌匀，即可食用。

◉ 早期备孕需注意

最后，我还建议晓彤带她老公一起来咨询，因为怀孕可不只是女人的事，男人也要时刻准备着，我也得给他开张"药方"。很多夫妇备孕的时候很少注意到男性的营养补充，其实孕前男女都要补充叶酸，只有这样才能让宝宝更健康。

晓彤找到了症结所在，回去之后与老公一起改变了生活习惯和饮食结构。去年10月的时候，她已经怀孕了，宝宝的各项检查结果都非常正常。

孕期白带不正常，扁豆山药来帮忙

王芳是一名中学教师，今年 31 岁，毕业后一直在学校担任初三年级班主任。因为工作任务重，压力大，日常作息不规律，结婚之后一直没有要小孩。但是随着年龄的增大，家里人期盼孩子的念头也越来越强。于是王芳辞去了班主任的职务，打算在今年怀上一个健康的宝宝。然而最近一段时间，王芳发现自己的白带好像出了问题，颜色发黄，就像是感冒时流出的浓鼻涕一样，而且味道非常难闻；有时她会感到腰酸、小腹坠胀，还经常出现外阴瘙痒的症状，这让她非常担心。

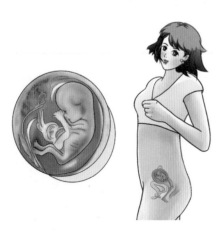

热心的同事给她推荐了各种治疗药物，有内服的，有外用的。她连用了好几个疗程，症状依然不见好转，甚至因为用药不当，还引起外阴灼热、疼痛，无法进行正常的夫妻生活。身体问题给王芳带来了巨大的精神压力，她非常担心过度服用西药会产生副作用，影响自己怀孕。于是，王芳在爱人的陪同下来到医院。

王芳非常尴尬地向我介绍了她患病的情况，我安慰王芳："不用过多担心，白带异常是女性生殖系统炎症中常见的疾病，只要治疗得当，恢复非常快，痊愈后是不会影响怀宝宝和生宝宝的。"

这时王芳的紧张情绪终于得以缓解了。我为她做了初步检查，情况并没有她想象的那么严重，于是她开始询问其治疗过程。

◉ 为何出现白带异常

"其实，出现白带异常的原因很多，比如宫颈炎、盆腔炎、阴道炎等，病因不同所产生的症状也不同。就阴道炎来说，就可以分好几种，常见的有真菌性阴道炎、滴虫性阴道炎、细菌性阴道炎等。真菌性阴道炎，白带有时呈水样、软膏样或凝乳样，有时呈豆腐渣样、屑粒状或白色片状。滴虫性阴道炎，白带不仅色灰黄、污浊，而且还有臭味，白带有时为乳白色或黄白色稀薄液体，有时为黄绿色脓性泡沫。细菌性阴道炎，白带呈匀质的灰白色。这三种阴道炎，都会出现不同程度的白带增多、外阴瘙痒症状。"

王芳听我这么一说，非常紧张地问："医生，是不是只要治好了阴道炎，我的这些症状就会全部消失？""这也并非是绝对的，因为宫颈炎、

盆腔炎也会引起白带异常。比如宫颈炎，它引起的白带异常也会表现为白带增多，但是白带的颜色、数量、性状和气味会因感染的病原菌不同而有所不同；大部分患者无症状，有症状者主要表现为阴道分泌物增多，有的患者白带中还夹带血丝；感染严重者白带甚至呈脓性，有时也可以表现为经间期出血、同房后出血。需要注意的是，一旦出现黏稠脓性白带，就会阻碍精子穿过，造成不孕。另外，慢性宫颈炎与宫颈癌的发生有一定的关系，所以应积极防治，以防出现更严重的后果。"我进一步解释道。

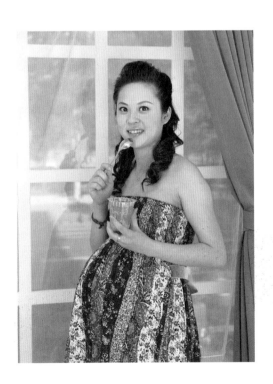

小偏方

白带治疗方：白扁豆 50 克，淮山药 100 克，糯米 100 克，冰糖 25 克。将扁豆洗净去杂，切末；淮山药刮皮切丁；糯米淘洗干净备用。锅内加水煮沸后，下糯米、扁豆、淮山药煮稠，放入冰糖调匀即可食用。

治疗外阴瘙痒方：取百部 20 克、川椒 15 克、黄柏 30 克、苦参 30 克、蛇床子 30 克、明矾 10 克。先将以上药材用纱布包裹放入锅中，煮沸 20 分钟后倒入盆中，趁热熏蒸外阴，待水变温后再坐浴。每日 1 ~ 3 次，10 天为一疗程。

🍊 偏方其实不神秘

扁豆营养价值高，味道鲜嫩可口，具有健脾化湿、消暑止泻等功能；山药中具有丰富的氨基酸、维生素，具有益气养阴、固精止带的功效。两者相互配合，对脾胃虚弱所致白带过多有很好的治疗效果。

蛇床子、黄柏燥湿杀虫，外用可治阴痒带下；明矾酸涩，善疗湿疮疥癣，具有止痒杀虫之效；苦参清热燥湿，凉血解毒，止痒杀虫；百部、川椒杀虫止痒。诸药合用，共奏清热、止痒之功。

王芳非常认真地记下了我说的方子，说回去就试试。临走的时候，我还提醒王芳要注意多喝汤水，饮食清淡，多吃新鲜蔬菜。

6个月之后，我在街上遇见了这一对夫妻。王芳开心地对我说："您的小偏方可管大用了，用了3个月再去医院复查，一切都正常了，我现在已经怀孕了。"看着王芳夫妇洋溢着幸福的笑脸，我也真心为他们高兴。

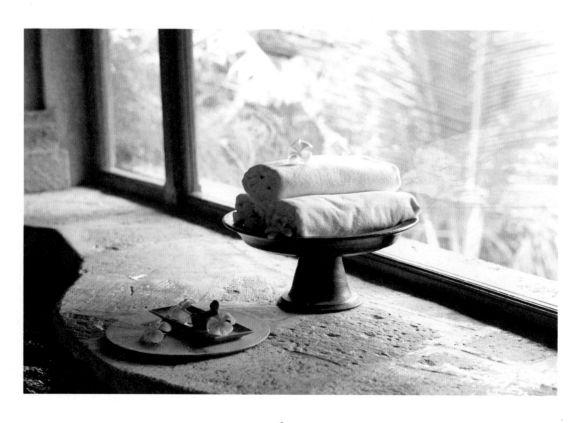

难孕难育怎么办，对证治疗是关键

今年年初，我的一个朋友张雅到我家做客。通过聊天才知道，她已经结婚了，现在经营一家服装店。生意刚刚起步时，生活压力非常大，夫妻俩只顾着打拼，就没有想着要孩子。如今生意红火起来，两人年龄也不小了，意识到应该是要孩子的时候了。

我自然为他们感到高兴，但是她却说出了自己的担忧："老朋友，我怕我怀不上孩子。"

我忙问："怎么了？"

张雅回答道："我和爱人最近几年因为工作压力大，经常加班熬夜，身体似乎被透支了。按理说，现在生活好了，我们就差一个孩子了，却一直没能如愿。我和爱人也到医院做了常规检查，没发现一点异常啊！真是不知该如何是好！"

◉ 肾气亏虚原因多

现代人因为生活节奏快，常常导致精神压力大、生活不规律、饮食失调，很多年轻人处于亚健康状态；还有一部分人出现"无病而难孕"的问题。我对张雅说："从中医角度来讲，不孕不育跟人的体质有很大的关系，如宫寒、气血失调、脾虚、肾虚、肝气郁结等体质类型都可能引起不孕不育。我有一个患者7年未孕，但是什么原因也查不出来。诊疗过程中我发现她的嘴唇、舌苔发白，整个人也没精神。细问得知患者月经量极少，而且伴有痛经，平时小腹怕冷、隐隐作痛。从脉象上看，患者脉沉而细涩。她的症状是比较典型的宫寒，因寒邪外侵而无法怀孕，如同冬天播种而无法收获。于是我建议她用姜枣红糖水和

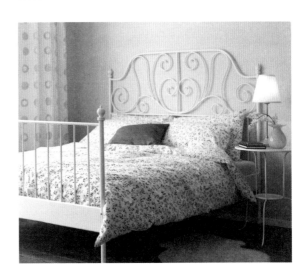

艾叶、生姜煮鸡蛋来调经，连续服用了 3 个月，她居然怀上孩子了。"

"这么神奇！"张雅满脸感叹地说。

我告诉张雅，无病难孕的情况有很多，比如肾虚就可导致不孕。肾为先天之本，主生殖。如果夫妻有一方有肾虚的问题，怀孕的概率就会大大降低。一般来讲，长年熬夜、生活不规律等因素都会引发肾虚。

肾虚又可分肾阳虚、肾气虚、肾阴虚。

肾阳虚：指素体阳虚、寒湿伤肾或阴损及阳等导致肾阳虚弱，命门火衰，胞宫失于温养，宫寒不能受孕。这一类患者常表现出畏寒肢冷、小便清长、白带清稀、手脚冰凉、神疲乏力、经期水肿等症状。治肾阳虚的原则是温肾暖宫，这里有个特别实用的方子：用肉桂粉和香油搅拌和成小丸，贴在足底涌泉穴上，每日一贴。

肾气虚：主要是指肾气不足。精气也就是肾气，肾气充盛是受孕的基础。假若人的先天之气不充足，或后天房事频繁，大病久病损伤肾气，或高龄肾气渐衰，这些情况都是难以怀孕的。治肾气虚的主要原则是调补阴阳。

肾阴虚：一般为失血伤津、房劳多产、精血两亏、过食辛辣、性情急躁等因素导致肾阴不足，子宫干涩不能受孕；其主要表现为性欲下降、阴道干涩、潮热汗出、月经量过少、失眠健忘、闭经、卵巢早衰等症状。对于肾阴虚的患者来说，应该益髓填精、滋养肾阴，左归丸、六味地黄丸等都有不错的疗效。

小偏方

治疗肾虚

枸杞乳鸽汤：乳鸽 1 只，枸杞 30 克，葱、姜、盐、白糖各适量，用小火炖煮两小时，至鸽肉烂熟即可，食肉喝汤；主治肾阴虚。

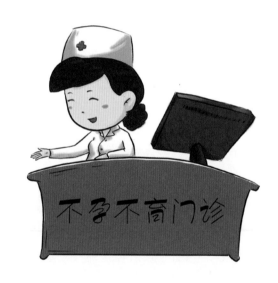

不孕不育门诊

"这么复杂啊？"张雅不禁有些疑惑。

我接着说道："去年，曾有一个 25 岁的小姑娘，因减肥过度，致卵巢早衰，导致无法怀孕。"

关于卵巢早衰的问题，我遇到过很多这样的例子。正常女性一般在 40 岁后卵巢功能开始衰退，但是一些女性因为过度减肥，滥用避孕药物，行人工流产等，极大伤害了卵巢，导致卵巢提前衰老，甚至导致女性停经。对于此类患者，我推荐下面这两个方子。

小偏方

调理卵巢早衰

黄精当归乌鸡汤： 黄精 15 克，当归 9 克，乌鸡 1 只。先将上述食材加水猛火烧开，再小火煮 20 分钟，加入食盐即可。此方可滋补肝肾，延缓衰老。

蜂蜜黑芝麻膏： 黑芝麻 1000 克，蜂蜜 25 克。芝麻炒香研末，加入蜂蜜调匀，密封于干燥容器内。每日两汤匙，温开水送服，早晚各 1 次。此方可补肝肾，益精血，抗衰老。

我接着说："女人爱美不是错，但是爱护自己身体才是最重要的！"张雅点头道："对，女人如果真正爱惜自己的身体，就一定要定期体检，感到身体不适就要及时进行调理。"我看张雅听得这样入迷，就多讲了一些有关中医的知识，继续向她介绍无病难孕的原因。

无病难孕的原因还有气血失调、脾虚等。从气血失调的角度来说，气为血帅，血为气母，气血调和才可受孕。

我为张雅又进行了细致的检查，发现她肝气郁结较为明显，这与她工作压力大、作息不规律及忧思郁怒有很大关系。

"你平常是不是喜欢发脾气、生闷气，或者经常焦虑失眠呢？"我继续问道。

"对，工作不顺心，我心里就会非常抑郁，于是乱发脾气。晚上感觉很累，但是怎么也睡不着觉。"张雅回答道。

"这主要是肝气郁结引起的，不妨喝一些玫瑰花泡的茶水，可疏肝郁结。同时你还可以到药店买一些酸枣仁，炒熟后研成粉，舀一勺用开水冲着喝，一天两至三次，这样可以改善你的睡眠。"

张雅认真地在小本子上记录着。我叮嘱她说："想要宝宝还需要注意几点。首先，作息一定要规律，每天保证 8 小时睡眠；其次，饮食一定要合理；另外，要保持心情舒畅，尽量消除紧张、烦闷情绪。钱并不是最重要的，为了挣钱损害身体可是得不偿失。"

差不多过了一年，张雅给我打来电话，她按照我所说的方法调理了好几个疗程，例假基本正常了，现在已经怀孕三个多月了。可见，不孕的原因很多，只要积极找出问题的所在，定能圆做父母的梦想。

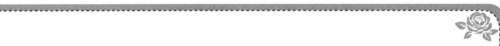

气血失调可以分成三大类：

第一类是气血亏虚，主要症状为：疲劳乏力，面色苍白，少言懒语，胸闷气短，月经后延、量少、色淡等。

参芪炖鸡汤（治气血亏虚）：取生芪 15 克、当归 10 克、党参 20 克，与鸡肉炖煮。小火慢炖两小时，加入调味品即可食用。子宫内膜薄的患者，可将阿胶研成粉，每天服用 1 小勺，热牛奶冲服。

第二类是血瘀，主要症状为：行经不畅，色暗夹血块，量少痛经，经行头疼等。

川芎煮鸡蛋：治疗血瘀型经行头痛；**益母草煮鸡蛋**：治疗痛经，血瘀型崩漏；**藏红花代茶饮**：治疗血瘀型月经量过少。

第三类是脾虚，脾虚也会导致无病难孕，主要症状为：舌苔白、腹胀、四肢乏力，月经量少或过多，经期延长，闭经，排卵期出血等。

山药枸杞粥（治脾虚）：大米、山药、枸杞子各少许，大枣 4 颗，煮粥食用。

提高精子质量有妙方

我一个朋友的弟弟已经结婚3年了，但是一直没有小孩，全家人都非常着急。朋友找到了我，希望我给他的弟弟和弟妹检查检查。我当然乐意帮忙，于是让朋友带着他弟弟、弟妹和以前就诊的病历过来。

我仔细阅读了女方的病例，并没有发现异常数据。随后我又给女方做了详细检查，女方体质还是不错的，只是稍微有些气血亏虚，但是完全符合受孕条件。

我对男方说："你也做一个全面检查吧。"朋友的弟弟拍着胸脯说："我身体没有问题，以前婚前检查也做过，没有问题，你还是给我爱人仔细检查检查吧。"

"这可就是你不对了，不孕不一定是女方的原因，男方因素也占据挺高的比例呢。况且要孩子并非只是女人的事情，要想生个健康的宝宝，男性也是有责任的，也该做些事。"我解释道。"怀孕的又不是我，能做什么？"男方不太理解。

✳ 婚前检查不可少

我只好解释道："其实婚检对于想生健康宝宝的夫妻来说是远远不够的。在要宝宝之前，准爸爸首先要做精液检查，对精子数量、液化时间、成活率、活动力、畸形率等多方面进行综合分析；其次，准爸爸需要接受非常详细的询问，比如自己的直系、旁系亲属中，有没有人出现过习惯性流产，或是生过畸形儿……这些状况对于医生判断染色体出现平衡易位有很大帮助，可大大降低不正常宝宝出生的概率。"

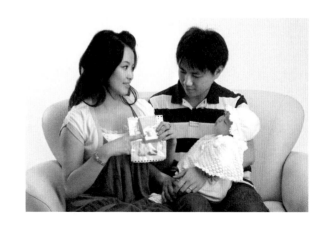

"行了，弟弟，你要听从医生的建议。"朋友推着弟弟去检查，房内就留下了我和他的弟妹。

"弟妹，你的身体状况挺好的，没有必要担忧，孩子总会有的，可能只是时机不对。对了，弟弟平时的生活习惯如何？"我开始和朋友的弟妹攀谈家常。

谈论之后，弟妹开始向我发牢骚："不瞒您说，他每天抽烟、喝酒，一周有三四天都在外面喝酒，每次都是喝得醉醺醺的。没应酬的时候，他也不注意休息。这不前段时间又迷上了电脑游戏，天天盯着电脑，一玩就玩到半夜。像他这种状态，即便是怀上了，我也担心孩子的健康。"

过了几天，朋友带着弟弟找我看结果，孕前检查报告中精液分析显示精子质量下降，是少精症。男方不敢相信自己的眼睛，一再问我怎么办才好。

⊕ 良好习惯很重要

"上述情况其实与不良的生活习惯有很大的关系，首先必须戒掉烟酒。在男性精子生成和排泄过程中，睾丸其实就是一家制造精子的小型工厂，而附睾就是专门储藏精子的仓库，输精管是交通枢纽，精索动脉和静脉是后勤供应的运输线，前列腺液则是运输精子的交通工具。上面提到的环节不管哪个环节出了问题，都会影响到精子的质量以及活动力。要知道，酒精的主要成分是乙醇，人在饮酒之后，可导致儿茶酚胺的物质浓度增高，血管痉挛，从而影响到睾丸的正常发育，甚至使睾丸萎缩，生精能力受到极大的影响，睾酮等分泌不足。长期吸烟的人，其吸入的尼古丁也会增加精子畸形的可能性，同时导致精子的活动能力下降。另外，女方处于二手烟的环境中，卵子质量也受到影响。两方面的因素加在一起，怀孕更是难上加难了。"我继续说道。

男方问："要是我戒除烟酒，从现在起调整自己的生活习惯，这个病可以治好吗？"我解释

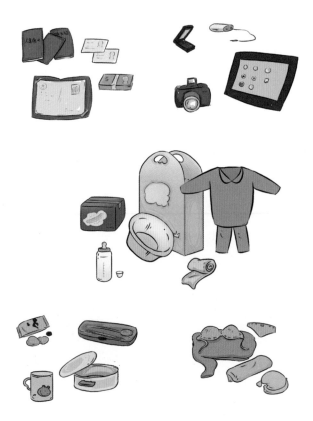

道："精子质量低是导致男子不育的主要原因，但是这种状况并非是永久性的，有的则是暂时性的。而造成暂时性的精子质量不高的原因有很多，比如高温环境、内裤过紧、失眠、性病、酗酒、抽烟、压力等。"

⚙ 提高精子质量需牢记

患者不妨通过改善生活方式来提高精子质量。比如，和老婆一起吃叶酸；多吃健康食品，如可以吃富含维生素及矿物质的鹌鹑蛋、鱼子、虾仁等有益精子的食物；远离电脑辐射、高温、噪声及杀虫剂、有机溶剂；减少应酬；平时穿平角短裤；不洗桑拿，不用过热的水洗澡等。当然，在注意饮食的同时应加强锻炼，作息时间要规律、不熬夜，保持心情舒畅，合理安排性生活，等等。

具体来说，可以分为以下几点：

① 男人要保证充足的营养。对男人来讲，目前营养过剩的情况较多，如果想要健康生育，应多摄入蔬果和海产品。

② 男人需要保持适当的运动。运动不仅是一种心理减压方式，还可以保持健康的体魄。研究表明，男性身体过度肥胖，会导致腹股沟处的温度升高，对精子的成长是非常不利的。因此，体重控制在标准范围内能够有效提高精子质量。运动虽好，但应尽量避免持续两小时以上的活动，比如马拉松、骑自行车、驾车等。骑车有损伤脆弱的睾丸外囊血管的危险性，因此建议爱好骑车的男性朋友穿佩戴护垫的短裤，并选择减震功能良好的自行车。

③ 男人要学会清洁自己。男人要养成良好的卫生习惯，特别是针对男性的私处要清洁到位。每天应对包皮、阴囊进行清洗，因为这些位置容易藏污纳垢，滋生细菌。

④ 定期体检。男性的免疫力通常要比女性弱，因此定期体检可以预防很多疾病，特别是可能影响生殖健康的疾病。

知道哪里出了问题，朋友的弟弟心里总算有了底，虽然心里不是滋味，但毕竟也看到了希望，拿着我的方子去买药了。

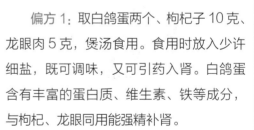

小偏方

提高精子质量

偏方 1：取白鸽蛋两个、枸杞子 10 克、龙眼肉 5 克，煲汤食用。食用时放入少许细盐，既可调味，又可引药入肾。白鸽蛋含有丰富的蛋白质、维生素、铁等成分，与枸杞、龙眼同用能强精补肾。

偏方 2：将鹌鹑肉切块，与山萸肉、丁香同煮，加适量调料调味，食肉喝汤。山萸肉补益肝肾，收敛固涩；丁香温肾助阳，散寒止痛；鹌鹑肉温肾助阳。

宫寒是病，不调"要命"

提起宫寒，我就想到姑姑的女儿，她去年到我这里看病，说自己经常痛经，白带量多，月经也不正常，量少色暗，脸上满是恼人的黄褐斑。她脉象沉紧，舌苔薄而多津。综合各方面的因素，我确定表妹属于宫寒。除了服用中药方剂外，我还给她推荐了几个常规小偏方。

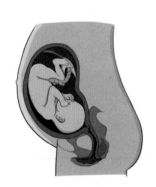

治疗宫寒偏方多

从行医的经验来看，当归水和黄芪大枣茶是滋补气血、祛除寒气的最佳选择。此外也可以试一试红姜茶，取 50 克红糖、4 片生姜，加水煮 5 分钟就可以了，每周喝 1 次。

温宫药膳

芝麻胡桃膏：黑芝麻 50 克，胡桃仁 100 克，阿胶 150 克，冰糖 200 克。将上述食材洗净后放入锅内煮 20 分钟，放凉后置于干燥容器内密封，每日早晚空腹服 1 汤匙，食用时以温开水冲服。

偏方其实不神秘

黑芝麻味甘、性平，补肝肾，益精血，润肠燥；胡桃仁补肾气，温肾阳；阿胶滋补阴血。长期服用可以温肾暖宫。

我叮嘱表妹，从中医角度来看，女孩子的体质属于阴，所以寒凉的食物尽量少吃。另外，"动则生阳"，寒气重就应该多运动，通过运动来改善体质；可以在铺有鹅卵石的路上散步，按摩脚底的经穴，对于疏通经络非常有帮助，能促进血液循环，让全身温暖起来。

表妹按照我的方法调理，1 个月后，宫寒减轻了很多，她还介绍了几个有宫寒症状的朋友到我这儿来看病。

✳ 不良习惯要避免

针对导致宫寒的几种不良习惯，我给大家提 7 点建议：

① 炎热的夏季也需要防寒保暖。夏季天气炎热，空调房温度低，女性爱美，喜欢穿裙子一类的短装，这个时候建议搭配长袖开襟衫或披肩，坐着的时候可以将其放在膝盖上保暖。

② 午休的时候最好不要趴在桌子上，因为一旦睡着，后腰自然会暴露在外，寒气容易乘虚而入。中午出门走走，有助于排出体内寒气。

③ 减肥不要操之过急，不要在极短的时间内将体重快速降下来。有的女性吃减肥药，这样一来，体内的能量大量流失，寒邪乘虚而入，易伤害子宫。所以我建议减肥最好是以多运动、少贪食为主，且 1 个月内减重不宜超过 500 克。

④ 冰冷食物会消耗身体内的阳气，对子宫非常不利。刚从冰箱里面拿出来的食物不要马上食用，进餐时应先吃热食再吃冷食，避免寒气直入子宫，从而造成宫寒。

⑤ 职业女性常常加班，易导致生物钟紊乱。身体过度疲劳易损伤阳气，尤其到了夜晚，寒邪极易进入子宫。如果晚上需要加班，应准备几杯热茶来温暖身体。

⑥ 体寒的女性应该多吃温暖的食物，如红枣、花生、核桃等。

⑦ "动则生阳，静则生阴"，女性朋友应该给自己安排更多的运动的时间，我建议大家试试快步走。

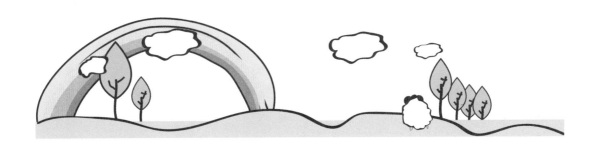

尿频尿急也是病，猪腰鲤鱼能搞定

陈芬最近出现了尿频、尿急的症状，有的时候1个小时内要去五六次厕所。她开始认为自己是尿道感染，但吃药之后也没有好转，在朋友的介绍下到我这里就诊。经过诊断，我认为陈芬的症状极有可能是肾虚导致的。

🍊 尿频尿急有原因

其实有很多女性因为身体虚弱，极有可能出现肾虚的问题。陈芬主要是肾气不固引起的尿频、尿急，所以吃消炎药作用不大。

陈芬问我有没有食疗方来调理，我给她推荐了爆炒猪腰和鲤鱼豆腐汤。爆炒猪腰具有滋补肝肾的作用，能让人的身体变得强壮起来。而鲤鱼豆腐汤能够补益中气，调和气血，对脾脏非常有益。

陈芬食用上述食疗方有一周的时间了，她感觉自己尿频、尿急的症状有所好转，晚上起夜的次数明显少了。她下决心以后一定要多吃补肾益气的食物。

小偏方

调理尿频尿急

板栗茯苓炖鲤鱼：鲤鱼1条（约500克），板栗200克，茯苓15克，葱、姜、蒜各少许，橄榄油、食盐、料酒、酱油等调味品各适量。板栗切一小口，入沸水中煮透，剥去外壳和种皮，然后用油稍微炸一下；再将鲤鱼清理干净，在鱼身两边各自划开四五刀，放入料酒、酱油、精盐，腌制20分钟；腹内放入茯苓、葱、姜、蒜；锅中放油，待油烧热后，将鲤鱼放入锅内，用小火将其炸至两面金黄；之后在锅中加水、板栗；用大火煮沸，当鲤鱼汤变白后，用小火慢炖；等到汤的味道变浓之后再放入盐，这道汤就能食用了。

✳ 偏方其实不神秘

有不少女性因为体虚而患上肾阳虚之症。从中医的角度来看，肾是主水的脏器，肾阳不足的时候，水的蒸腾能力减弱了，这个时候女性就会出现尿频。

很多肾虚问题都是因为长期劳累导致的，不要因为着急而吃过多的补药，或者有病乱投医而盲目使用补肾药物。建议女性多吃一些益肾健脾、补充阳气的食物，用食补方法慢慢调养。

猪腰的功能是益气补肾；鲤鱼能够利湿活血，开胃健脾，补中益气；板栗健脾益胃，茯苓利水渗湿，健脾安神，对于脾肾两虚所致膀胱失固、水道失调有良好的调节作用。

经前紧张不要慌，百合静心有奇效

小慧的室友发现了一个怪现象，每到月经要来的那几天，小慧的脾气就变得很差，脸色蜡黄、精神状态不佳，让人感觉她总是心不在焉，精神恍惚。在室友的劝说下，小慧到我这里就诊。

我发现小慧脉象很乱，面色萎黄，舌苔淡薄。小慧告诉我她胃口很差，总是感觉自己身上没劲，还常常失眠。综合其症状，我诊断她是心脾虚弱，这是经前紧张综合征的典型证候。

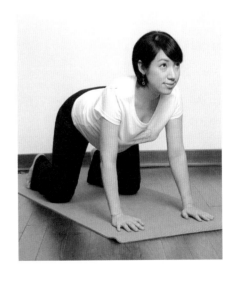

✦ 经前紧张有缘由

从中医的角度来看，经前紧张与心、脾、肝有密切的关系，其主要类型分为肝郁气滞型、心脾两虚型、阴虚肝旺型等。小慧属于非常典型的心脾两虚型。

我还告诉小慧，除了情绪变得暴躁外，有一部分女性经前还会感觉到身体非常不舒服，出现腹痛、头痛、胸部胀痛、身体水肿等。经前紧张综合征与患者体质有着直接关系，所以，采用食疗的方法改善症状远比药物治疗更有效。

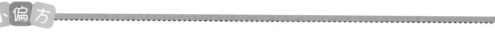

治疗经前紧张

百合枣仁粥： 鲜百合50克，生熟酸枣仁各15克，冰糖适量。酸枣仁用水浸泡半小时后改用水煮，大火滚开后，去渣取汁；再用汁煮百合，大火煮开后，小火煮15分钟；放入冰糖调味。喝汁吃百合。

芹菜炒猪心： 猪心250克，芹菜300克，鸡精、蒜、葱、酱油、姜、料酒各适量。先将清洗干净的猪心切成薄片，加入料酒、鸡精等腌制约半小时，将姜、蒜放入锅中爆香；然后将切好的猪心用大火炒，待猪心变色后将水分炒干；接着将洗好切好的芹菜放入锅中翻炒，等芹菜八成熟时加入盐、酱油、葱花翻炒，美味的芹菜炒猪心就完成了。

✦ 偏方其实不神秘

百合、酸枣仁、猪心、芹菜等食物都含有安神镇静的成分，能有效缓解经前紧张，对身体还有保养作用。小慧回家让妈妈帮她做了这些食材，吃了两周左右。下一次经前，她感觉自己心中轻松了很多，不仅脾气变好了，皮肤也有光泽了。回到学校，同学都说她像变了一个人。

其实民间俗语"吃啥补啥"是有一定道理的，懂得养生的人经常用猪心来改善心肌功能，提高睡眠质量。现代医学证明猪心含有脂肪、蛋白质、维生素等营养成分，能有效补充心肌营养；芹菜能够起到静心的作用；酸枣仁入心经和肝经，具有养心阴、益肝血、安神的作用；百合归心经、胃经，可养阴清心、宁心安神，与酸枣仁同用，可改善经前面色暗黄、疲乏、情绪起伏较大等状况。

子宫肌瘤是小病，二皮乌鸡汤来调理

子宫肌瘤是女性较为常见的良性肿瘤。调查显示，25 岁以上的妇科病患者，每 5 个人当中就有一个患有子宫肌瘤，患病率高达 20 % 左右。近年来，由于饮食变化、环境污染，子宫肌瘤的发病率也变得越来越高，而且还有明显的年轻化倾向，20 多岁的女性也有很多患上此病。

❋ 子宫肌瘤何处来

从中医的角度讲，子宫肌瘤的病因是脏腑功能失调，多是寒凝痰阻、气滞血瘀等原因导致的，属于中医"石瘕"范畴，这种疾病多发于育龄女性。绝经之后，子宫肌瘤停止生长，有的可自行萎缩、消失。科学研究表明，子宫肌瘤与女性内分泌失调关系密切。因此，女性平时应该注意改善生活习惯，合理饮食，不吃寒凉食物，从根本上保护子宫。

❋ 常见症状

子宫出血是子宫肌瘤最为常见的症状，其中以周期性出血为多，可表现为经期延长、月经量增多或周期缩短，腹部包块及压迫症状。子宫肌瘤逐渐生长，当其使子宫增大超过 3 个月妊娠子宫大小，或是成为位于宫底部的较大浆膜下肌瘤时，在腹部就能摸到包块，早晨膀胱充盈时更为明显。包块呈实性，可活动，没有压痛感。子宫肌瘤一般是不会引起身体疼痛的，但有一部分患者会出现小腹坠胀、腰背酸痛等症状。当浆膜下肌瘤发生蒂扭转，或子宫肌瘤发生红色变性时，就会出现急性腹部疼痛。此外，患者也会出现白带增多、不孕与流产等症状。

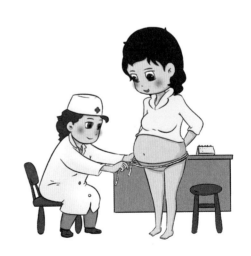

小偏方

调理子宫肌瘤

二皮乌鸡汤：香附、川芎各5克，青皮、陈皮各3克，乌骨鸡1只，料酒、味精、生姜、葱、鲜汤各适量。乌骨鸡去毛及内脏，将香附、川芎、料酒、生姜置于鸡腹内；加水适量，大火煮开后，小火熬至肉熟，加入少量盐和味精调味，喝汤吃肉。无明显禁忌，可经常服用；注意不要选太肥的鸡肉。

偏方其实不神秘

香附可以疏肝理气，调经止痛；川芎善"下调经水、中开郁结"，有活血化瘀、行气止痛之功；陈皮理气健脾，青皮辛散温通、散结止痛；乌骨鸡含有多种氨基酸和微量元素，具有滋阴清热、补肝益肾、健脾止泻等功效。几种原料相配合，行气活血而不忘补益虚损，驱邪而不忘固本，对子宫肌瘤具有较好的治疗效果。此外，月经不畅者也可用此方调理。

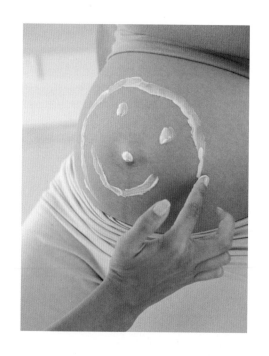

盆腔炎不好治，山楂佛手可尝试

慢性盆腔炎是指女性内生殖器及其周围结缔组织、盆腔腹膜的慢性炎症。慢性盆腔炎是一种常见的女性疾病，病情顽固，容易反复发作，给女性健康造成严重的危害。

慢性盆腔炎的原因很多，绝大部分是因为急性盆腔炎未彻底治愈，在患者体质较差的情况下，急性盆腔炎病程可迁延，转为慢性盆腔炎。

调理盆腔炎

山楂佛手汤: 苣荬菜60克，佛手15克，山楂30克，将上述两味药材放入砂锅中，用水煎30分钟左右，过滤渣滓，喝汤。每天服用1次，连续服用7天。

◉ 盆腔炎从何而来

从中医的角度来看，慢性盆腔炎是寒湿凝滞、湿热瘀结、气滞血瘀、气虚血瘀等原因导致的，属"妇人腹痛""癥瘕""带下病"等范畴，带下量多和下腹疼痛为其主要症状。治疗应以化瘀、清热、除湿、补虚为主。

患者不仅需要积极配合医生的治疗，还要注意个人卫生，注意劳逸结合，增加营养，锻炼身体，增强体质。

◉ 偏方其实不神秘

山楂佛手汤中的苣荬菜有清热凉血作用；佛手有止呕消胀、理气化痰、舒肝健脾等多种药效；山楂具有活血化瘀的作用，是血瘀型痛经患者最为理想的食材。三者同用，可化瘀、清热，对痛经、月经量过多、经色紫红且有血块的慢性盆腔炎患者有一定疗效。需要注意的是，这个方子不适合神疲乏力、小腹绵绵作痛者。

✹ 按摩保健法

① 按摩下腹部。手掌搓热后，在下腹部按正反方向画圆按摩，然后在腰骶部上下来回按摩。每日两次，每次 10 ~ 15 分钟。

② 多做提肛动作。躺在床上，全身放松，有意识地反复缩阴、提肛。缩阴、提肛 5 秒后放松 5 秒。连续做 10 ~ 15 分钟，每日两次。

慢性盆腔炎患者常为肾虚血瘀型，除了腰腹隐痛外，还常伴有腰腹及臀部发凉。按摩可温通腰腹部气血，改善阳虚血瘀症状。而提肛动作可锻炼盆底肌肉，改善盆腔粘连。这两组动作简单而有效，对减轻病痛很有帮助。

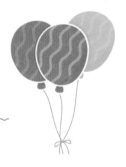

女性卵巢很重要，食物帮您来照料

孙女士今年 38 岁，在居委会工作。最近她常常感觉浑身不舒服，脾气时好时坏，皮肤也没了光泽，有的时候甚至还会腰酸背疼。

她到几家医院看过几次西医，诊断结果为卵巢功能衰退，雌激素水平低。吃了一些药，打了好几次针，她还是感觉浑身不舒服。在别人的介绍下她找到了我。

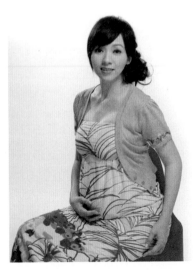

🌸 浑身难受有缘由

　　我告诉孙女士："随着女性年龄增长，卵巢功能也变得越来越弱，用中医的话来说，就是'天癸将竭，肾气渐衰'，可采用中医疗法进行调理。卵巢被称为'女性的生命之源'，因此要注意保护。"

小偏方

养护卵巢

　　鳖甲白鸽汤：鳖甲 50 克，白鸽 1 只，将白鸽去毛及内脏，鳖甲打碎放入白鸽腹内；加水大火煮开后，小火慢炖半小时，食肉喝汤。可长期服用。

　　山药膏：淮山药 250 克，枸杞 120 克，鹿角胶 60 克，核桃仁 240 克，冰糖 70 克。将鹿角胶用蛤粉炒脆研末，余下四味食材隔水蒸熟并捣烂、加入鹿角胶粉搅拌为膏，密封保存。每次 30 克，每日服两次。可长期服用。

🌸 偏方其实不神秘

　　鳖甲、鸽子肉都是血肉有情之品，能养肾阴，护卵巢。山药平补脾肾，枸杞滋肝肾之阴，鹿角胶益精血，核桃仁温肾助阳，四味同用，可阴阳双补，从而提升卵巢功能。

　　现在喜欢品酒的女性越来越多。我建议女性可以稍稍喝一点红酒，每日一小杯就能提升卵子的活跃度。啤酒尽量要少喝，喝啤酒会降低卵子的活力，甚至可能让卵巢提前进入休眠状态。

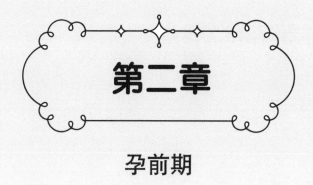

第二章

孕前期

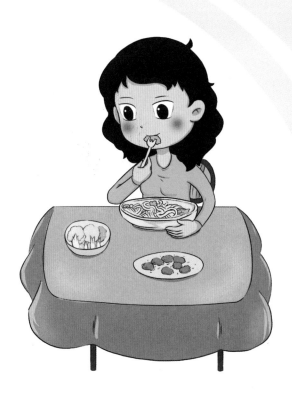

孕吐招人烦，生姜疗效好

　　怀孕是一件辛苦的事情，尤其是孕期呕吐让不少准妈妈备受煎熬。怎样才能缓解孕吐便成了准妈妈们关心的问题。

　　我有一个侄女，今年5岁多了，不仅长得招人喜欢，而且具有画画的天赋。想起弟妹刚怀孩子的那段时间，"害喜"症状非常严重，从早晨一直吐到晚上，一点东西都不想吃，这可愁坏了家里人。弟弟无奈之下打电话给我，看我有没有好办法缓解媳妇呕吐的症状。

　　我接到电话后马上赶到弟弟家里。弟妹一脸哀愁地问我："二姐，是不是每个女人只要怀孕就会有这么大的反应啊？还要坚持多久？我太难受了，快撑不住了。"

◉ 早孕反应很正常

　　"别担心，'害喜'是怀孕之后非常正常的表现，我们将其称为早孕反应。在这期间，孕妇还会表现出嗜睡、喜酸食、晨起呕吐、厌恶油腻、恶心、食欲缺乏、头晕、乏力等症状，其主要原因是怀孕后体内的激素分泌发生变化。'害喜'通常出现在停经后40天，随孕期增长至12周左右便会自行消失，这是大多数孕妈妈的必经过程。"我耐心地解释。

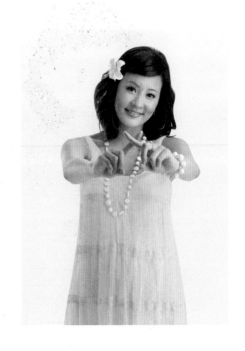

　　"啊，还要这么长时间？有什么办法能缓解一下吗？"弟妹焦急地问。

　　我笑了笑，让弟弟拿过来一罐蜂蜜，我让弟妹吃了一小勺，告诉她呕吐严重时可以吃一点蜂蜜，但每次别吃太多，一小勺就行。

　　过了一段时间，弟妹的孕吐不是很频繁了，家人这才松了口气。为了让弟妹更安心，我给她推荐了几个治疗"害喜"的小偏方，并嘱咐弟弟可以替换使用，避免单调乏味。

小偏方

缓解孕吐

　　蔗姜饮：甘蔗榨汁 500 毫升，生姜榨汁 10 毫升；两汁混合调匀后少量频饮，可以有效缓解孕期呕吐现象。

　　闻香止呕法：鲜香菜 50 克，苏叶 3 克，藿香 3 克，陈皮 6 克，砂仁 6 克，煮沸后倒入茶壶内，闻其香气，可使人产生食欲，有效缓解呕吐带来的不适。

◉ 偏方其实不神秘

　　生姜散风寒、益脾胃，可以缓解因脾胃不和导致的妊娠呕吐；甘蔗味甘，能滋阴润燥，可以补充呕吐所致津液流失。香菜、苏叶、陈皮理气降逆，藿香、砂仁除湿健脾，挥发之气清香入鼻，可使孕妇产生食欲。

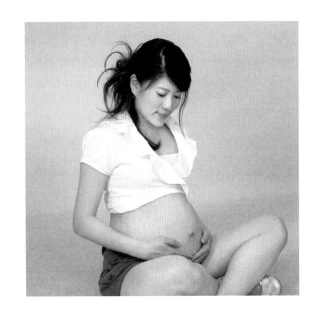

孕期女人记性差，鱼头健脑功效良

　　王艳在一所学校当老师，教高二年级的历史。王艳虽然只有 28 岁，但她却是单位的教学能手。现在王艳怀孕已三个多月，虽然有非常严重的早孕反应，但她一直坚持给学生们上课。

　　最近王艳感觉有些力不从心，原本备得好好的课，到了讲台上却不知道该讲什么了。有很多的知识点都被她遗漏了，无论她事后如何反思，脑袋当中却是一片空白。以前学生上她的课都很开心，可是现在他们却不知道她在讲什么，为此王艳感到非常失落，再上课时也缺少自信了。因为这些问题，王艳到我这里就诊。

◉ 记性变差有缘由

　　听了王艳的叙述，我很理解她的心情。我耐心地安慰她："这种健忘不是病理性的，而是孕期正常现象。怀孕期间，胎宝宝会在母亲体内汲取大量的 DHA（俗称脑黄金）。因为妈妈体内大部分的 DHA 都输送给了宝宝，自然会有记忆力减退的现象。俗话说'一孕傻三年'也就是这个道理。记得我怀孕的时候，有一段时间也是和你一样，但是只要耐心、合理地进行调整，这种情况会逐渐消失的。"

　　"你现在出现健忘现象表明孩子生长发育非常迅速。大家都知道准妈妈容易腿抽筋是因为胎宝宝抢走了母亲身体里面的钙，却不知道健忘的毛病是因为体内的 DHA 让胎宝宝吸收了。所以孕妈妈一定要及时补充 DHA，不但可以防止健忘症的发生，也可为胎儿的发育提供更充足的营养，有助于孩子出生之后变得更聪明。""大夫，那要吃什么才能够补充 DHA 呢？"王艳问。

　　我告诉她："首先，就是要保证营养的均衡，在日常生活中可以多吃一些鱼肉。我这里就有一个补充脑力的方子，你可以试一试，材料也很简单。"

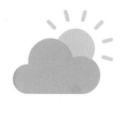
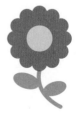

小偏方

补脑健脑

鱼头健脑汤：天麻 10 克，白芷 10 克，草鱼头 1 个，生姜两片，盐少许。先将鱼头清洗干净，去鳃；放入油锅，待油热后下鱼头将其煎至金黄色，取出备用；将准备好的白芷、天麻、生姜洗净，把这些调料放入炖盅，再将鱼头放入炖盅，加清水适量，炖盅加盖；文火炖 40 分钟，放入调味料就可以食用了。

❁ 偏方其实不神秘

鱼头的主要作用是健脑提神，对于孕期健忘有一定疗效。当然，也可以在药店购买孕妇专用的含有 DHA 的产品。

"嗯，好的，我记下了。除了要吃 DHA 外，生活中还有什么细节需要注意呢？"王艳紧张地问道。

"不必担心，在日常生活中主要应注意以下几个方面。"我回答。

❁ 恢复记忆，几个方面要牢记

首先，劳逸结合很重要。在工作之余，适当的运动是必不可少的。须知，生命在于运动，这样不仅能够让精力变得旺盛，也为孩子的顺利出生打下良好基础。有时间可以多听听轻音乐，能缓解紧张情绪，不但能起到胎教的作用，也能改善自身的记忆力。

其次，心情一定要舒畅。不能让自己有太多的压力，做任何事情都应该放慢速度。

另外，充足的睡眠也是非常重要的。可以在睡前做松弛运动、洗温水澡、听音乐，让精神放松下来。

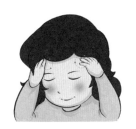
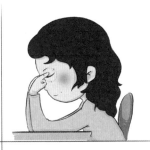
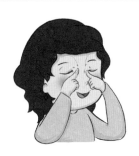
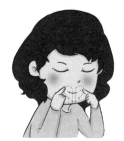

身上红点四处起，激素正常没关系

朱燕是女儿的语文老师，也是我的小学同学。朱燕不仅人长得漂亮，而且很敬业，对学生们非常关心。前几天女儿和我说悄悄话："妈妈，我告诉你一个小秘密，朱老师的肚子里有个小宝宝。"

"既然朱老师肚子里已经有了新生命，那你们以后千万不要气朱老师，否则肚子里面的小宝宝也会生气的。"我对女儿说。

没过几天，朱燕就给我打来了电话。我开始以为是女儿调皮犯错误了，接起电话就说："燕燕，是不是我家的捣蛋鬼惹你生气了？真是对不起，这孩子太顽皮了，等她回来我会教育她的。"

"不是的，老同学，最近你家孩子可听话了，是我有点事情想要麻烦你。"听她这么说，我松了一口气，赶紧说："燕燕，有什么需要帮忙的，你尽管说。"

"是这样，我现在怀孕已经有三个多月了。前几天刚做了孕检，检查结果一切正常。可是我最近发现腿上起了很多红色的小疹子，起初以为是痱子，可是情况越来越严重，有时很痒，我也不敢抓挠。这是怎么回事，会影响宝宝的发育吗？"

"这样吧，燕燕，你什么时候方便，我们可以约一个时间看看。"

"好吧，我明天去你们单位找你。"朱燕非常痛快地回答。

第二天下午，朱燕来到我的科室。我给她进行了细致的检查，发现她的腿上有些米粒大小的红疹，呈片状分布。

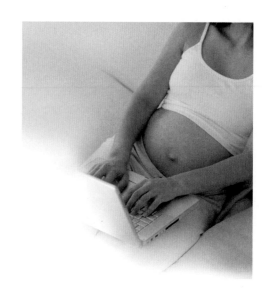

⊛ 红疹从何而来

其实这是孕期比较常见的妊娠皮疹，皮疹起初在四肢部位出现，之后会逐步扩展到全身。它与体内激素分泌有很大的关系。对胎儿无不良影响。

"那我就不担心了。但是疹子太痒了，又不能抓，真不好受。老同学，能给我开点止痒的药吗？"

"怀孕是女性最为特殊的时期，这一时期我们不建议使用药物，不过倒是有止痒小偏方，温和安全，你可以试一试。"我说。

消除妊娠皮疹

五味消毒液：蛇床子、地肤子各15克，苦参30克，黄柏、蝉蜕各15克。将上述药材加水煎煮，再将汁液倒入盆中，趁热熏蒸患处，等水温下降之后用干净的纱布或是小毛巾擦洗患处。可以在每天睡前擦洗1次，每次时间不要超过20分钟，连续使用1周。

⊛ 偏方其实不神秘

五味药相配，有祛风止痒、清热解毒之效，对红疹瘙痒有很好的疗效。

为了有效缓解瘙痒，我又给朱燕提出了以下几点注意事项：

1 避免阳光直晒而出汗，出汗之后要用毛巾擦拭干净。

2 衣着宜宽松舒适，衣服最好穿棉质的，吸汗效果好。

3 不要用热水烫洗患处，这样不但无法止痒，还会让病情更加恶化。

4 洗漱时尽量不用对皮肤有刺激的肥皂或沐浴液。

过了几天，我给朱燕打电话询问病情，朱燕高兴地说："太谢谢了，我的老同学，小偏方效果真不错，瘙痒症状已经消失了。"

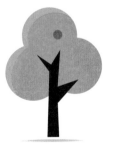
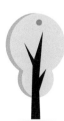
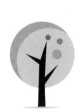

孕期发烧应重视，安全降温最重要

星期天，有一对非常年轻的夫妻到我这里就诊。丈夫搀扶着妻子坐下，指着妻子那隆起的肚子连声问我："医生，我爱人发烧了该怎么办啊？会不会影响孩子啊？"

孕期发烧需谨慎

我详细询问了孕妇发烧的时间以及末次月经的时间，然后帮助计算了孕龄。在进行仔细的分析之后，我对他们说："妊娠早期，孕妇体温不高于38℃，这属于低热，对妊娠和胎儿的健康没有太大影响。但如果长时间发烧或高烧，会导致母体器官功能紊乱，引起子宫收缩或宫内感染，导致胎儿畸形，甚至流产。不仅如此，长时间发高烧对胎儿的大脑影响最大，可造成脑细胞死亡，从而导致胎儿智力发育异常。"

我们需要注意的是，胎儿早期的生长发育，对体温的变化是相当敏感的，因此易造成孕妇流产。到了怀孕中晚期，胎儿的基本形态已经形成，所以，孕期发烧对胎儿的危害性就降低了。不过，

如果你的孕期发烧是由于宫内感染引起的，那么就应该进行必要的检查了。

那位丈夫又问我："昨天晚上，我看着她发烧的样子好难受，就让她吃了一粒退烧药，这不会对宝宝的发育有影响吧？"

我对她说："大多数的药物只要选用正确，合理应用，对于胎儿和孕妇的影响都不大，但是所使用的药物必须了解其副作用及毒性。"

通常，孕妇末次月经第14天排卵，精卵结合形成受精卵。受精后7天内，因受精卵尚未种

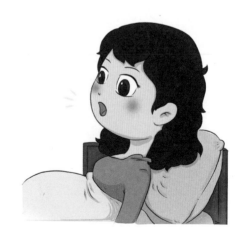

植，不会对胎儿造成不良影响。受精后 8 天至 15 天内用药，胚胎此时虽已种植，但这期间各组织器官没有完全分化，所以不会对胎儿造成影响。需要注意的是，受精后 15 天至 56 天，各器官在这一时间段逐步开始分化，胚胎易受药物的影响而致胎儿畸形。受精 56 天后，胎儿初具人形，各器官的初步发育已经完成，药物对其影响也随之减小。

多数抗生素可以经过胎盘进入胎儿体内，其中青霉素、头孢噻啶、红霉素在孕期使用一般无危害，对胎儿无明显副作用。四环素对母亲和婴儿都会造成伤害，严重者可损害孕妇肝脏和肾脏，对胎儿的伤害也是极大的。链霉素及其他氨基糖苷类药物对胎儿听神经都有不同程度的损害。解热镇痛类药，如阿司匹林或水杨酸钠，小剂量使用对胎儿伤害较小，大剂量长期用药，对母体血小板聚集会造成影响，即降低其聚集功能，从而增加胎儿的死亡率和过期产儿综合征的发病率。

目前治疗孕期发烧的基本原则是防止感染，将体内病毒排出，降体温。孕妇轻微的发烧可以多喝热开水，注意休息，口服感冒清热冲剂或板蓝根冲剂等。如果发烧特别严重，除一般处理外，最重要的是将体温控制在合理范围，建议采用物理方法降温，也可以使用药物降温。请在医生的建议下谨慎使用解热镇痛药。采用中医辨证论治对于控制孕妇体温效果明显。

孕妇感冒不可轻视，不能随意自行用药，必须及时找医生进行诊治。孕妇发热，可试试用生姜和红糖熬制姜糖水，趁热喝下，盖被发汗。

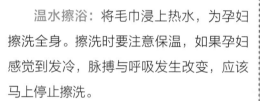

退热

温水擦浴：将毛巾浸上热水，为孕妇擦洗全身。擦洗时要注意保温，如果孕妇感觉到发冷，脉搏与呼吸发生改变，应该马上停止擦洗。

酒精浴：准备 30% ~ 50% 的酒精或 60 度白酒适量，加入等量凉开水，用水在手足、腋下、额头和腹股沟等地方进行反复擦拭。

冰袋敷头：可以将冰块放入塑料袋内，外包一块毛巾，将其放置在孕妇的前额或后颈。

❋ 偏方其实不神秘

温水擦拭皮肤有助于扩张皮肤血管，可促进散热；相反，如果用凉水来擦拭皮肤，就会导致皮肤血管收缩，对散热非常不利。

孕期感冒怎么办，几个小方来应急

记得几个月前的一天下午，在医院的过道里，我遇到了妇产科的梁主任和其他几名医生。

"梁主任，又手术啊？您可真是个大忙人，咱们有些日子没在一起聊天了。"我调侃道。

"你就别挖苦我了，我也想和你一起聊天，可是这手术拖延不得，我可真是没时间啊。"梁主任一改平时的严肃，和我这个老朋友说笑起来。

"这次做什么手术啊？"我好奇地问。

"清宫术，这个女孩好不容易才怀上孩子，有点小感冒就胡乱吃一堆药，这次做孕检，没有听到胎儿的心跳，只能宣布胎儿不良，需要马上进行手术。"梁主任叹息地摇摇头，径直走进电梯，去手术室等候了。

✦ 抗生素不可随意滥用

我想起几年前生女儿时的情景：

和所有的孕妇一样，因为身体疲劳、工作压力大、身体抵抗力弱，怀孕早期，我也没有躲过感冒这一劫。咽痛、流涕、头痛、发热、咳嗽，这些症状让我着实吃不消。孕早期是胚胎形成的关键时期，而感冒药大多属于抗生素类复合剂，比如，药店常备的伤风胶囊、感冒通、康泰克、白加黑等，其主要成分是抗组胺药，会对胎儿造成不良的影响，因此孕前3个月即便非常难受，我也没有服用任何感冒类的西药。看我难受的样子，爱人只得帮我用酒精擦浴来降温；同时，我让爱人用雪梨、枇杷叶、冰糖煎汤给我服用，这才使我的咳嗽有了好转。再后来，我给自己开了几个小偏方，让家人帮着我煎，服用了4天的时间，我的感冒就完全好了。感冒好后，我做的第一件事情就是检查宝宝是否健康。经过一系列的检查，我心里的一块石头才落地。

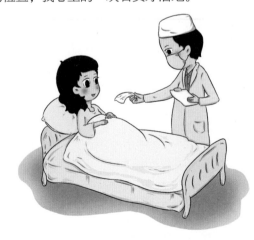

治疗感冒

葱白姜片汤： 生姜 5 大片，葱白 5 根，甘草 1 克；将以上 3 味加水煎服，服后覆被发汗；主治风寒感冒。生姜辛温，发汗解表；葱白解表驱寒，通达阳气；甘草调和药味。

苦瓜绿茶汤： 苦瓜 200 克，绿茶 15 克；苦瓜捣烂，与绿茶共置锅内，加水 400 毫升，煮取 300 毫升，滤去渣滓；趁温分 1～2 次服完，每日 1 剂，连服 5 日。主治风热感冒。

荷叶粳米粥： 荷叶 1 张，粳米 100 克，白糖适量；粳米煮粥，煮时将荷叶盖于粥上，然后另用水煮荷叶汁调入粥内，加白糖后即可食用。主治暑热感冒。

另外，孕妇感冒期间，应当保证充足的睡眠。如果症状较轻可以不使用上面的偏方，只需多饮水，多食用蔬菜、水果和蛋白质高的食物，保证正常的排便；还可以在茶杯里倒入 42~60℃的热水，用蒸汽对准口鼻，不断吸入热蒸汽，次数不限，这样症状也能得到缓解。

❋ 护理不可少

有些准妈妈在感冒发热的时候会感觉吃东西没胃口，此时不妨吃些流食，可以选择米汤、牛奶、果汁、豆浆等；有胃口而发热的时候可进半流食，如肉糜粥、藕粉、鸡蛋羹等；退烧之后可以吃一些面条、稀饭、新鲜蔬菜等；如果出过多的汗，也可以在饮用的水中添加一些盐和白糖，有助于体内电解质的补充。

如果高热，可以采取酒精擦浴、温水擦浴、冰袋敷头等物理方式进行降温，如果效果不显著，必须马上到医院接受治疗。要知道，长时间发热或高热，不但会导致孕妇器官功能紊乱，引起子宫收缩或宫内感染，还可能导致胎儿畸形或流产；其对胎儿的脑部损伤最为明显，可造成脑细胞死亡，有可能导致胎儿智力低下、记忆力和反应能力差等，后果不堪设想。

预防感冒对准妈妈来说非常重要。在怀孕期间，准妈妈应该改变生活习惯，调整生活节奏，保证睡眠，加强营养；始终保持一个积极向上的心态，并适当锻炼，提高自身免疫力；在疾病流行期间，注意个人卫生，最好不要到人多的地方，尽量不与感冒患者接触；保证正常的室内温度和湿度。

孕期情绪差，偏方解烦忧

怀孕期间，女性的身体功能发生了巨大的改变。随着孕期的增长，准妈妈们的腹部逐渐隆起，走路、下蹲、站起、坐下都会出现困难。除此之外，孕妇的排尿次数和时间也不再像从前那么有规律，常会出现尿频、尿急。

在这段时间里，很多孕妇行动十分不便，怀孕打破了她们正常的生活规律，使她们的情绪开始变得焦躁不安。更令准妈妈们无法忍受的是，在怀孕期间，她们的皮肤变得干燥、粗糙，发质也变差。

这时候的准妈妈们最应该做的就是将自身的负面情绪去除，从而变得开朗而阳光。

⊛ 孕期焦虑具体表现

其实，孕期焦躁、烦恼的现象并不少见。比如，准妈妈常常会出现情绪波动，以及失眠、多梦等情况。在一些小事上，准妈妈也有可能会忽然抓住不放，甚至会斤斤计较。长期精神状况不佳，不仅会产生失眠、厌食等不良反应，还会造成性功能减退、自主神经功能紊乱等。

小偏方

缓和孕期不良情绪

百合酸枣汤：取鲜百合 30 克、酸枣仁 15 克、远志 10 克、冰糖适量。将鲜百合、酸枣仁、远志清洗干净，沥干备用。将酸枣仁、远志放入锅中，并在锅中加入适量清水，先用大火将水烧开，再将百合放入锅中，用小火慢慢熬煮。等汤汁熬开之后，将汤汁中的杂质过滤，并在汤汁中加入适量冰糖即可代茶饮用。

莲子银耳汤：准备莲子、银耳、红枣、枸杞和冰糖适量，清洗备用，银耳用清水泡发。在锅中倒入适量清水，在水中放入银耳、莲子、红枣、枸杞，先用大火将清水烧沸；水沸之后，再在锅中加入适量冰糖，转小火熬煮，熬至黏稠状态即可食用。

❋ 偏方其实不神秘

为什么这两种汤能够起到缓解不良情绪的效果呢？其实，百合酸枣汤中的百合能够养阴润肺，清心安神；酸枣仁也具有安神功效。莲子银耳汤则有滋阴补血、清心除烦的作用。

孕妈安胎，偏方有效

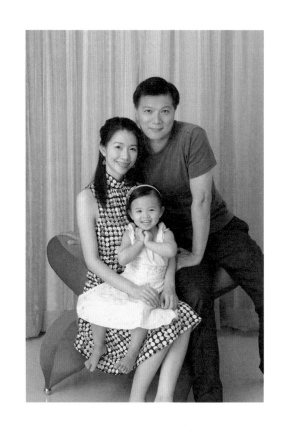

阿珠小产至今已有三年多了，这次好不容易怀上孩子，全家人为此事感到非常开心，可是近来阿珠的身体却出现了不适症状。她不时地感到小腹坠胀、疼痛，全身乏力，甚至有出血迹象。家里人吓坏了，在熟人的推荐下，阿珠找到了我。

❋ 中医安胎有优势

我发现阿珠脸色黯淡，眼圈发黑，属于阴虚体质；且脾肾两虚，任冲不固，有流产迹象。

我对阿珠说："有流产史的女性大都处于亚健康状态，若治疗不彻底，很容易出现习惯性流产。你的情况发现较早，好好调理不会有太大问题。"从西医的角度来讲，孕妇缺乏维生素 E 会导致上述现象，因此建议女性及时补充维生素 E。我给阿珠提供了补充维生素 E 的食方。

安胎

阿胶鸡子粥：阿胶 30 克，鸡蛋两个，糯米 100 克，精盐 1 克，熟猪油 6 克。将糯米淘洗干净，清水浸泡 1 小时；鸡蛋打入碗内，搅散；阿胶打碎，备用。锅内加水适量，放入糯米煮粥，熟后投入阿胶末，淋入鸡蛋，再煮二三沸，调入熟猪油、精盐即成。每日 1～2 次，连服 7～10 天。此方养血安胎，适用于胎动不安及小腹坠痛、胎漏下血、先兆流产等。

莲子黑豆糯米粥：莲子、黑豆、糯米各 50 克，按常法煮粥食用。每日 1 剂，两次分食。此方益气补脾，固肾安胎，适用于脾肾亏虚所致之胎动不安。

◉ 偏方其实不神秘

我告诉阿珠，阿胶甘、温，入肝、肾经，补血滋阴，润燥止血；莲子甘、涩、平，入脾、肾、心经，补脾止泻，益肾涩精，养心安神；黑豆入脾、肾经，益气健脾，补肾固精。药物治疗并非是最好的选择，食疗没有副作用更安全。

阿珠回去后按照我说的方法调理，身体有了明显的好转，不再有胎动不安的现象了。过了一段时间，阿珠生下了一个非常健康的宝宝。

有些食物会引发子宫收缩，有些食物具有活血化瘀的作用，可导致胎盘不固，都不利于安胎。所以，孕妇安胎最好根据医嘱而行，不可盲目进补。

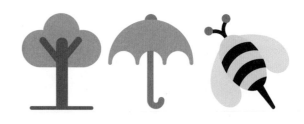

孕妈水肿怎么办？鲫鱼汤汁是首选

小芳已经怀孕将近 8 个月了，最近身体越来越"胖"。其实她这种情况属于水肿，休息之后也不见缓解，有时候还会感觉头晕。于是，在家人的陪伴下，她到我这里就诊。

水肿从何而来

我仔细诊查，发现她不仅是下肢水肿，手、脸也有些水肿。我按了按水肿的部位，看到按上去的手印几分钟后仍不消失，皮肤几乎没有弹性。我判定小芳的情况与孕期水肿有别。小芳的孕期水肿导致其血压快速升高，所以会头晕。这种情况如果持续出现，会使全身小动脉痉挛，严重者可危及自身和胎儿安全。

我告诉小芳一些食疗的方法，这些食疗方不但可消除水肿，对孕妇也有进补的作用。

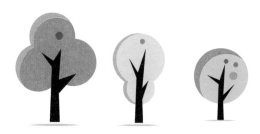

小偏方

缓解水肿

鲫鱼粥： 鲫鱼 1 尾，高粱米 50 克，橘皮 10 克，酱、葱各适量。将高粱米、橘皮同煮粥，鲫鱼去骨入粥；临熟加酱、葱调和，即可食用。此方健脾和中，渗湿消肿；主治气滞湿阻型妊娠水肿。

赤豆花生大枣汤： 赤小豆 50 克，花生米 50 克，大枣 9 枚，大米 100 克，砂糖 50 克。将赤小豆、花生米、大枣、大米分别洗净备用；锅内加水适量，放入赤小豆、花生米、大枣、大米煮粥，熟后调入砂糖即成。每日 1 ~ 2 次，连服 10 ~ 15 天。此方健脾养胃，益气养血；适用于体质虚弱、妊娠水肿、营养不良性水肿、脚气水肿、产后缺乳等。

小芳按照我说的食疗方调理，过了大约两周的时间，水肿开始消退，头晕也明显减轻。小芳坚持喝了两个多月，不但水肿消失了，体质也增强了不少。现在，她正信心满满地等着孩子降生。

✺ 偏方其实不神秘

从中医的角度来看，引起孕妇水肿的原因是多方面的，比如有脾虚造成的，也有肾虚或者气血不畅导致的。现代医学研究认为，水肿主要是因为液体渗出，在组织间隙中聚集，对静脉回流造成压迫导致的。一般的妊娠水肿无须治疗，它会随着妊娠期的结束而消退。病理性的水肿则对孕妇身体会造成伤害，应当及时到医院就诊。

鲫鱼药用价值极高，其味甘性平，入胃、肾经，具有和中补虚、温胃益气之功效。赤小豆味甘、酸，性平，归心、小肠经；利水消肿，解毒排脓；用于水肿胀满、脚气水肿等病。

孕期补钙很重要，双汤膳食不能少

张菲怀孕已经4个多月了，最近她总是觉得腰酸背痛，晚上也睡不好觉。她也不知道是怎么回事，于是在爱人的陪伴下到医院找我进行诊治。

张菲向我描述了她的症状，我让她张嘴，发现她的牙齿有松动的现象。于是，我问她最近是否出现腿抽筋的现象。张菲说确实有过几次小腿抽筋，并没有放在心上。由此，我判定张菲缺钙了。

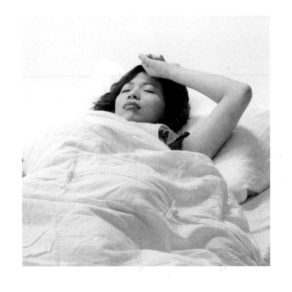

✳ 孕期缺钙危险多

孕期缺钙危害是非常大的。首先，孕妇缺钙，轻则出现肌肉痉挛（腿部抽筋），重则骨质疏松，进而引起骨软化症。其次，有一部分妊娠高血压是由于缺钙引起的。对胎儿来说，不能充足地吸收钙元素会导致软骨病、佝偻病、鸡胸等先天不足之症的发病率大大增加。特别是到了怀孕中晚期，胎儿的钙需求量将会不断增加。

因为张菲目前处于孕中期，而且缺钙现象不是很严重，所以我向张菲推荐了几个补钙食疗方。

张菲按照我的嘱咐调理，大约过了 3 周的时间，缺钙症状基本消失了，她后来生的宝宝身体非常强壮。

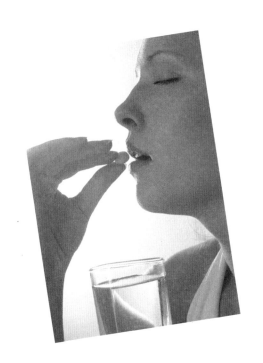

小偏方

补钙

萝卜海带排骨汤： 排骨 250 克，白萝卜 250 克，水发海带 50 克，黄酒、姜、精盐、味精各适量。排骨加水煮沸去浮沫，加姜片、黄酒，小火炖熟；加入萝卜丝，再煮 5～10 分钟，调味后放入海带丝煮沸即可。

排骨豆腐虾皮汤： 猪排骨 250 克，北豆腐 400 克，鸡蛋 1 个，洋葱 50 克，蒜头 1 瓣，虾皮 25 克，黄酒、姜、葱、精盐各适量。排骨加水煮沸后去掉浮沫；加姜、葱段、黄酒，小火煮烂；再加豆腐块、虾皮煮熟，放入洋葱和蒜头，煮沸调味即可。经常食用，强筋壮骨，润泽肌肤，滋养五脏，清热解毒。

✳ 偏方其实不神秘

从中医的角度来说，缺钙与脾、胃、肾功能虚弱有关。这三个脏器的功能失调会影响人体对钙元素的吸收。豆腐入脾、胃经，能健胃益脾。现代医学研究发现，豆腐当中钙含量非常丰富；排骨、虾皮都是常用补钙食品。

需要大家注意的是，补钙不可以盲目进行，因为体内钙含量过高会阻碍身体对其他微量元素的吸收。

准妈妈便秘了，试试茭白和茼蒿

雅琴怀孕有 3 个多月了，以前就有便秘的毛病，现在变得更严重了，经常三四天才排一次便，而且每次排便都很痛苦。因为排便困难，她的脸上也开始长痘痘了。雅琴担心影响胎儿的健康，于是叫上好朋友陪她一起到我这里就诊。

便秘从何而来

孕期便秘一般不可避免，尤其是接近孕晚期的时候，便秘问题会变得更加严重，会对孕妇和胎儿造成不良影响。我发现雅琴的便秘主要是由于阴血亏虚造成的，所以我推荐她适当多吃一点

小偏方

通便

茭芹饮：新鲜茭白 100 克，旱芹菜 50 克，水煎服。每日 1 剂，可辅助治疗便秘。

茼蒿汤：新鲜茼蒿 250 克，做菜或者做汤吃。每日 1 次，7～10 天为 1 个疗程，可辅助治疗便秘。

茭白和茼蒿。这两种菜虽然不起眼，但是它们具有很好的润肠通便作用，能够缓解孕期便秘。雅琴按我说的方法进行食疗，一个月之后，她的便秘症状消失了。

偏方其实不神秘

从中医的角度来说，孕期女性体内的阴血都下注冲任以养胎元，所以"血感不足，气易偏盛"；从现代医学角度来说，孕期女性的活动量不断变小，胎儿逐渐长大，子宫压迫直肠，肠胃蠕动变缓，很容易发生便秘和肠胀气，严重的便秘极容易造成孕妇早产。

出现便秘问题，最好通过食疗的方式加以缓解。孕妇平时可以多吃一些能够产生气体的食物，如葱、蒜等，借助肠中的气体来刺激肠蠕动；尽量少吃或不吃难以消化的食物，如蚕豆、莲藕等；不能随意服用泻药，以免对胎儿造成危害。茭白和茼蒿有润肠通便、清热排毒的作用。在这里要特别提醒大家，茭白味甘、性寒，虽能润肠通便，但有滑胎的副作用。食用过多容易导致流产。

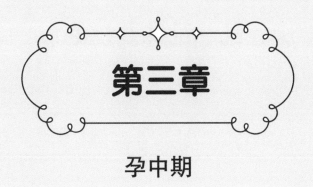

第三章

孕中期

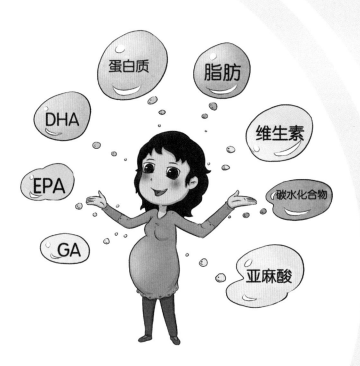

瘙痒小病好解决，乱涂乱抹要杜绝

韩秀在外贸公司上班，她结婚已经一年多了，但是由于工作繁忙，一直没有要孩子。后来因为担心年纪太大影响怀孕，所以韩秀决定辞职，专心在家里备孕。

韩秀的努力很有成效，3个月之后，她就怀上了宝宝。怀孕前3个月，小宝宝各项情况都非常正常，这让韩秀非常开心，她每天都会进行必要的锻炼，还对胎儿进行音乐胎教，希望能生出一个聪明活泼的宝宝。

最近几天，她却出现了一些小状况，皮肤发痒，但是并没有明显的皮疹。

🍊 瘙痒问题从何来

韩秀夫妇到医院检查，诊断结果为孕期皮肤瘙痒。我告诉她不必担心，这不会影响孩子的健康。韩秀并不放心，接着问："大夫，您说会不会是妊娠期丘疹性皮肤炎？我查阅了书籍，书上提到这种疾病会影响孩子的健康。"

我说："这种担心是没有必要的，不是妊娠期丘疹性皮肤炎。那种病发生的概率非常低，而且发病的时候全身都会起疹子，丘疹小而坚硬，呈圆锥形或半球形隆起，一般为红色。的确，这种疾病对胎儿有极大的不良影响，可能造成胎儿流产或死亡。"

韩秀问："有什么办法可以治疗我这种皮肤瘙痒症吗？当然，治疗的前提是不能伤害到肚中的宝宝。"

"这样吧，你现在处于怀孕中期，我并不主张用药，我给你开一个小方子。"我说。

我又嘱咐她在治疗期间，饮食以清淡为主，忌食辛辣物、海鲜；多吃新鲜蔬菜、水果；注意休息，缓解心理压力。

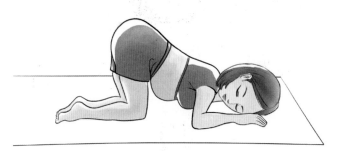

治疗皮肤瘙痒

中药外洗方：黄柏、蛇床子、苦参、地肤子、白鲜皮、防风各 15 克，丹皮 20 克，茵陈蒿 20 克，生地 30 克。将上述中药加水浸泡 30 分钟，煮 30 分钟；将药汁倒入干净的盆中，取适量擦洗皮肤，每日 1 ~ 2 次。

❂ 偏方其实不神秘

上方中苦参、黄柏清热燥湿，地肤子、白鲜皮、蛇床子燥湿止痒，茵陈蒿清热、利湿，丹皮、生地凉血止痒，防风祛风解表止痒。

我再次叮嘱韩秀夫妇："千万不能用指甲用力抓，以免造成感染；不要用热水擦烫患处，也不要用肥皂水刺激皮肤。"

过了几天，韩秀到医院做检查，顺便到我办公室坐一坐，她非常高兴地对我说："大夫，你的方子真管用，我的病症完全消失了。"

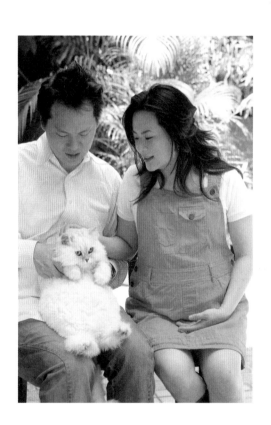

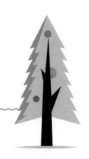

巧除妊娠纹，鸡蛋清有效

王洁是一名舞蹈老师，她对舞蹈非常痴迷。可怀孕对于这样的女性而言简直是一场"噩梦"。随着孕期的增长，王洁的肚子一天比一天大，以前迷人的小蛮腰消失了，原本细腻的皮肤也出现了粉红色的不规则裂纹。这让王洁非常难过，担心因为生育而毁掉以后的艺术道路，于是每天都会向爱人诉苦。

随着孕期的增加，王洁肚子上的妊娠纹也越来越多，她终于无法再忍受了，于是在爱人的陪同下找到我，问我是否有什么解决的小妙招。

✤ 妊娠纹从何而来

"一般来说，随着宝宝不断地生长发育，孕妇子宫会逐渐增大，肚皮鼓起，原来紧致的肚皮被不断地撑开。当肚皮撑大到一定程度的时候，皮肤纤维组织就断裂了，于是肚皮上面就出现了粉红色或紫红色的横向断纹，这就是我们常常提到的妊娠纹。很多女性朋友都知道，妊娠纹形成以后是很不容易消除的。"我向她解释道。

听到这里，王洁满脸愁容："那怎么办啊？要是生完孩子以后不能恢复，我还怎么跳舞，怎么见人啊！"王洁的眉头紧锁起来。"其实啊，要想避免妊娠纹继续胀裂也不是没有办法，关键是平时要注意保养，而且需要长期坚持。

"首先，怀孕期间孕妇应补充丰富的维生素及矿物质，多吃新鲜水果和蔬菜。其次，胶原纤维本身是由蛋白质所构成，如果蛋白质摄入量不足，会导致皮肤胶原纤维无法得到足够的养分，所以要多摄取蛋白质含量丰富的食物，可以吃些胶原蛋白含量丰富的猪蹄、羊蹄等，从而增加皮肤弹性，预防妊娠纹。"

小偏方

减少妊娠纹

鸡蛋清外敷：将腹部洗净后按摩10分钟，把鸡蛋清敷在肚子上，10分钟后将其擦掉，再做一下腹部按摩。

✺ 偏方其实不神秘

蛋清有收紧皮肤的作用，持续使用不仅有助于祛除产后妊娠纹，还有助于体形恢复。

需要强调的是，皮肤干燥以及皮肤有瘙痒感的孕妇，产生妊娠纹的概率更大。如果能在孕后3个月至产后的3个月里，坚持每天用橄榄油进行皮肤按摩，可有效预防妊娠纹。

孕期黄褐斑，祛斑有妙招

在孕中期，不少女性都为自己脸上的黄褐斑而苦恼，更担心用药会影响宝宝的正常发育。我接诊过一位病人顾青，她就是在孕期长了黄褐斑，可是现在皮肤细腻光滑，白白嫩嫩，让不少人都非常羡慕。

顾青是一家公司的文秘，每天的工作就是在办公室整理文案，工作很轻松，而且薪水不低。和其他爱美的女性一样，顾青特别在意皮肤保养。可是怀孕之后，顾青的皮肤发生了变化，脸上出现了很多黄褐斑。

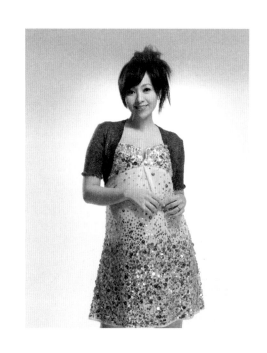

✦ 黄褐斑从何而来

我安慰顾青："妊娠斑出现的原因主要是受孕后，垂体前叶分泌的泌乳素、促甲状腺素、促肾上腺皮质激素和黑色素细胞刺激素增多所致。这属于妊娠期生理性变化，不必过分担心，保持愉快的心情、充足的睡眠、合理的膳食最重要。"

首先，要多吃富含维生素 C 的食物，比如猕猴桃、番茄、柠檬和新鲜蔬菜，这样可以加速新陈代谢，使体内废物尽快排出。其次，外出时一定要做好防晒工作，如戴墨镜、打遮阳伞、佩戴遮阳帽等。我又给顾青介绍了一个治疗黄褐斑的小偏方。

治疗黄褐斑

白芷茯苓霜：将白芷、茯苓研成细粉，加入市售儿童面霜中拌匀，每晚睡前温水洗脸后涂擦，次日早晨洗净，两周为 1 个疗程。

✦ 偏方其实不神秘

我告诉顾青，白芷味香色白，为古老的美容药，可以改善微循环，促进皮肤的新陈代谢，延缓皮肤衰老。两个月之后的一天，顾青打来电话说："非常感谢您，您的方子太好用了。第一次用就感觉脸上非常舒爽。因为感觉不错，所以一直坚持，现在黄褐斑已经非常淡了，肤色也好多了，我感觉皮肤比以前更娇嫩了！"

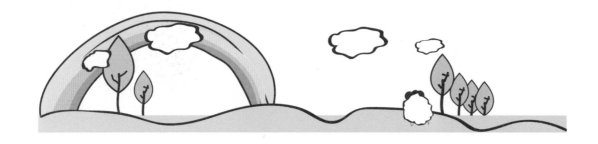

孕期贫血须重视，大枣木耳是美食

邻居朱阿姨的女儿小美还有 3 个多月就要生产了，全家人非常高兴。然而这两次的孕检结果让家里人很是担忧：宝宝生长发育迟缓，而准妈妈也被诊断为贫血。

之前各项检查结果都是正常的，小美的身体情况也不错，为什么突然会出现这种现象呢？

朱阿姨和我的关系不错，所以她领着女儿来我家，让我看看怎么办才好。

我从朱阿姨的手里拿过了两次检查的化验单和 B 超单进行比对，化验单上前后两次的血清铁蛋白分别为 9.4 微克／升、10.1 微克／升，血红蛋白分别为 86 克／升、89 克／升，而 B 超单显示胎儿比实际孕期小 1 周。我给朱阿姨的女儿号了号脉，发现她脉象迟缓，我便问她："你最近有没有感觉哪里不舒服啊？"

✳ 孕妇贫血从何来

她说："也没什么特别吧，只是最近我总感觉头晕晕的，浑身提不起劲儿，有的时候心里还发慌。"

我告诉朱阿姨说："不用太担心，调整一下您女儿的饮食结构，加强营养，贫血症状就会消失。怀孕中期，宝宝所需营养在增加，如果这个时候孕妇营养补充不足，尤其是缺乏铁元素，就容易发生贫血。轻微的贫血不会对宝宝造成影响，但是如果贫血严重了，宝宝极有可能会出现生长迟缓、胎动异常等现象。"

"原来是这样，需要吃点药吗？"朱阿姨担心地问。"从化验结果来看，您的女儿属于缺铁性贫血，因此在以后的饮食中要多摄入含铁量丰富的食物。要知道铁是制造血红蛋白的原料，准

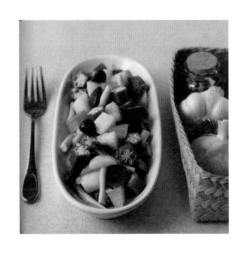

妈妈身体内必须存储足够的铁，才能有效供给胎儿生长发育所需。"

"如何补铁？应该吃什么？"这个时候，朱阿姨的女儿开口了。

"可以适当多吃榛子、核桃、葵花子、栗子、花生、鸡蛋、全麦面包、豆类、猪肝、红肉、绿叶蔬菜和鱼肝油等，这些食物中铁元素的含量是非常丰富的。在此基础上，还可以多吃富含维生素 C 的水果或蔬菜，都有助于铁元素的吸收。"只要营养跟上了，宝宝自然会加快生长发育的速度。除了平时的调理外，我还有一些补血的小方子，坚持服用一段时间就能见效。"我拿出纸笔给朱阿姨写了几个小偏方。

小偏方

补血

大枣黑木耳汤：水发黑木耳 30 克，红枣 20 克，煮汤服食，每次 1 小碗，每日 1 次。

蜂蜜龙眼肉：龙眼肉、大枣各 250 克，洗净放入锅内，加水适量，置于武火上煮沸，改文火煮至七成熟；加姜汁适量、蜂蜜 500 克搅匀；煮熟待凉，装瓶内封口。每次食龙眼、大枣各 6 ~ 8 粒，每日 3 次。

◉ 偏方其实不神秘

大枣滋补气血，黑木耳铁元素含量丰富，具有益气充饥、轻身强智、补血止血等多重功效，它们是治疗贫血的黄金搭档。龙眼肉补益心脾，养血安神，铁及 B 族维生素 $_2$ 含量丰富，是女性重要的调补食品。

朱阿姨拿着我给的方子很开心，临走之前我叮嘱小美日常饮食还要注意补充锌元素，可常食用苹果（每日 1 ~ 2 个）、蘑菇、香蕉、卷心菜等含锌量丰富的食物。

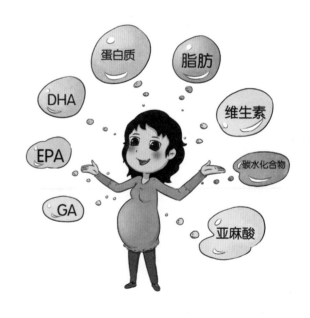

天然药材酸枣仁，孕期护孕大功臣

冬梅在一家公司担任销售部经理一职，工作业绩非常突出。如今冬梅怀孕将近 6 个月了，随着宝宝在肚子里一天天变大，她感觉自己的身体越来越虚弱，睡眠也越来越不好，白天工作打不起精神，朋友建议她找中医调理。一个周六的下午，冬梅找到了我。

冬梅告诉我，她睡眠质量很不好，稍微有动静就会被惊醒。这段时间，腹中原本安分的宝宝也开始淘气起来，每天晚上都会在她肚子里闹腾，这让她极为苦恼。

❋ 孕妇失眠原因多

看着冬梅担忧的样子，我安慰道："准妈妈睡眠质量不佳是由多种原因导致的。首先，睡眠姿势就会影响准妈妈的睡眠质量。准妈妈不宜采用仰卧位，而应该选择侧卧位，同时双腿蜷曲。这样可以减少下腔静脉的压力，保证血液流通顺畅。血液循环不良，胎儿会因为缺氧而感觉不舒服，从而导致胎动频繁，影响准妈妈睡眠。其次，随着宝宝在母体中不断成长，准妈妈的腹部逐渐

变形，体重也开始增加，这导致准妈妈经常会感觉到腰酸背疼，翻身乏力。再加上此时的准妈妈开始尿频，频繁起夜影响睡眠。另外，有的准妈妈夜间小腿抽筋，甚至呼吸急促，这也是导致失眠的重要原因。"

听了我的话，冬梅非常苦恼："那怎么办？睡眠不好是不是对孩子影响特别大？""肯定是有影响的。睡眠不好不仅会导致准妈妈胰岛素升高，增加其孕期患上糖尿病的可能性，而且容易使其血压升高，导致分娩过程变缓，对宝宝顺利出生也会产生不利的影响。"我一边回答，一边给冬梅开列了治疗失眠的方子。

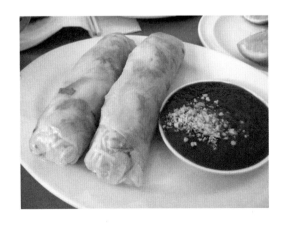

"就这么简单？"冬梅似乎有些不相信。我向她解释："在怀孕期间，尽量避免药物治疗。睡觉之前可以喝一些加了蜂蜜的牛奶，这样有助于身体分泌胰岛素帮助睡眠；另外，平时可适当多食用具有补心安神作用的食品，如百合、莲子、龙眼、大枣、小麦、核桃等，对提高睡眠质量有很大的帮助。在冬梅离开之前，我又仔细地叮嘱她，不管睡眠质量如何，最好不要吃安眠的药物，因为安眠药对胎儿和准妈妈的身体都有一定的副作用。

治疗失眠

酸枣白术粳米粥：酸枣仁 10 克，白术 10 克，粳米 50 克。酸枣仁、白术水煎取汁，放入粳米煮粥，调味即可食用，每次 1 碗，每日两次。

◉ 偏方其实不神秘

酸枣仁味酸、性平，归肝经，有安神助眠的功效。中医方剂中有一个著名的安神名方叫酸枣仁汤，由酸枣仁、茯苓等中药组成，酸枣仁在方中充当君药，主治阴血不足而导致的失眠。

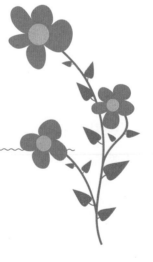

孕妈妈腿抽筋，按摩方法可缓解

老同学孙振毕业之后去了一家外企公司，因为能力突出，所以受到了领导的重视。因为一直忙事业，结婚之后也没将要孩子的事情提上日程。在老人的催问和劝说下，孙振夫妻不得不将生孩子的事情提上日程。

❋ 抽筋问题从何而来

没有多久，孙振的爱人就怀孕了。但是问题也随之而来。

一天早晨，我接到孙振打来的电话："老同学，我老婆出现了一些问题，昨天晚上吓坏我了，一晚上小腿抽筋好几回，我特别担心。"

"其实没有必要过多担心，大部分的准妈妈都会有小腿抽筋的经历，胎儿的骨骼生长很快，对钙的需求量很大。如果孕妇钙吸收不足，就会出现手足麻木、腰背酸疼、小腿抽搐等现象；严重缺钙还会引发胎儿先天性佝偻病。所以补钙很重要，一定要引起重视，不可马虎。"我解释说。

"嗯，这下我清楚了，一定不能再大意了。在日常饮食中，还有什么需要注意的吗？"孙振接着问。

我接着说："补钙可以从药补和食补两方面进行，现在主要提倡食补，可以多吃一些含钙和维生素D丰富的食物，如豆制品、牛奶、海产品、绿叶蔬菜等；常喝酸奶，对钙的吸收很有帮助。另外，如果缺钙严重，那么就要在医生指导下通过药物进行补充。另外，我介绍两个缓解抽筋的小偏方。"

小偏方

缓解抽筋

简易按摩方：小腿抽筋时，要马上找个凳子坐下，用手紧紧扳住抽筋那条腿的前脚掌；让小腿尽力蹬直，并且用双手用力往回拉前脚掌，使脚与大腿成90°，这样就能缓解疼痛；随后再按摩小腿僵硬的肌肉。注意，不方便的时候需要家人配合，不可大意。

芍药甘草汤：取白芍20克、甘草10克，冲泡代茶饮。

❋ 偏方其实不神秘

药理研究表明，甘草、芍药有解热抗炎、镇静镇痛、松弛平滑肌的作用。此方可以应对多种急性疼痛，特别是平滑肌痉挛引发的抽筋和疼痛。

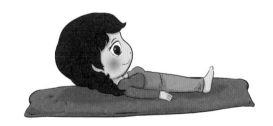

孕期牙疼不要慌，内服外用效果好

周建英今年 27 岁，怀孕已经 7 个多月了，她对我说："大夫，因为我之前非常喜欢吃甜食，所以妊娠 30 周时患上了龋齿。现在牙龈肿痛，半个脸都肿了起来，疼得我坐立不安。我爱人带我去了很多医院，没有一家愿意给我治疗。虽然牙疼不是大病，疼起来真要命。"

◈ 牙疼问题从何来

孕期会出现几种常见的牙周问题。第一种是妊娠牙龈炎。孕期内分泌变化，使得牙龈充血肿胀，刷牙时极容易出血，偶尔还会感觉到牙痛。第二种是妊娠瘤。这种情况比较少见，一般发生在怀孕中期。妊娠瘤是牙周炎与毛细血管增生引发的鲜红色肉瘤，大小不一，生长速度较快，一般出现在两相邻牙齿间的牙龈尖端。一般情况下，妊娠瘤是没有必要治疗的，会随着激素的正常分泌而消失。孕期出现牙疼的时候，可以切一小片生姜含在嘴里，或者常用温水漱口。另外，我给她推荐了两个缓解牙疼的小偏方。

小偏方

缓解牙疼

内服兼含漱方：鲜丝瓜两条切块，加水煎汤，待丝瓜烂熟，加入鸭蛋清 1 个烧熟，加入调料服用，适用于牙痛伴牙龈红肿。另外，可用浓茶水、清盐水或者薄荷水频频含漱，适用于各种原因引起的牙痛。

按压合谷：对合谷穴（在大拇指和食指的虎口间，离虎口边缘 2 ~ 3 厘米）进行按压，或是用大拇指直接按压牙疼一侧的脸颊。

⊛ 良好习惯最重要

首先，要做到饮食有节。饮食以清淡为主，多吃水果蔬菜；多喝奶制品既可补充钙质，也能起到保护牙齿的作用。

其次，保持口腔卫生。养成"早晚刷牙，饭后漱口"的习惯是非常重要的；每天可以用淡盐水漱口，最好每天漱口 3 次。如果牙龈炎症很严重，建议用过氧化氢液（浓度为 1%）或生理盐水冲洗牙龈。

最后，孕妇应该保持情绪稳定。平时爱生气上火的孕妇，喝豆浆的时候可以放入少许盐，这样能够清火。

口腔溃疡怎么办，小小药方功效大

王倩是个性格开朗的人，但是最近她却一直愁眉不展，在朋友的介绍下到我这里诊病。

王倩说："我怀孕将近 4 个月了，两周前得了口腔溃疡，这让我很是痛苦。吃饭时痛，刷牙时痛，就连大笑时也痛。"

我告诉王倩："口腔溃疡是较为常见的孕期反应。"

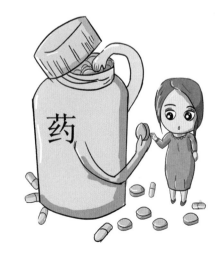

口腔溃疡从何而来

孕期口腔溃疡多是孕期过分进补所致，另外，母体维生素缺乏、精神紧张也可导致口腔溃疡。

其实正常的溃疡是可以自行痊愈的，如不愈反重，或两周以上症状依然没有减轻，有可能是因为其他疾病引起，应该及时到医院就诊。

口腔溃疡日常保健

我建议王倩："心理调节是第一位的，其次是饮食的调节。"

脾气不好的人应该学会调节自己的情绪，宽容自慰，与人和睦共处。吃得太饱容易患口腔溃疡，尤其是对于消化不良者，因此最好是遵循少食多餐的原则。注意口腔卫生，应做到早晚刷牙，饭后漱口。

孕妇补充叶酸是非常重要的，不但可以起到预防、治疗口腔溃疡的作用，还能最大限度地降低妊娠反应。孕期切勿盲目用药，因为大部分治疗溃疡的药物中都含有抗生素等消炎成分。

小偏方

口腔溃疡

核桃壳疗法： 取 30～50 克核桃壳熬水喝，每天早晚各服 1 次。

维生素外涂法： 将 B 族维生素研成细粉状，用适量香油调匀，涂于溃疡表面，每天 4～6 次，连用 2～3 天。

维生素 E： 用针刺破维生素 E 胶囊，将药液挤出涂于口腔溃疡处。每天用药 4 次，于饭后、睡前用，一般 3 天可愈。

菜籽疗法： 取白萝卜籽 30 克、芥菜籽 30 克、葱白 15 克，放在一起捣烂，贴于足心，每日 1 次，可治口腔溃疡。

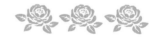

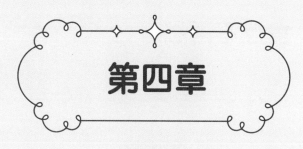

第四章

孕晚期

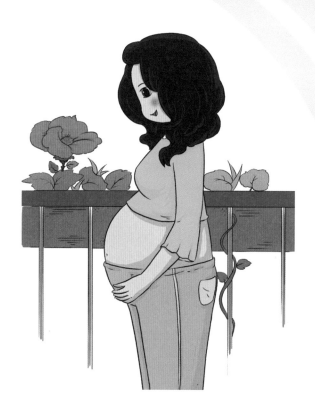

痔疮别担忧，食疗不再愁

去年 6 月，有个孕妇到医院找我看病，说自己怀孕前从来没有得过痔疮，现在突然得上了，而且症状越来越重，问我有没有好办法治疗。

◉ 孕期痔疮从何来

我向她解释道："怀孕之后，随着子宫不断增大，腹压不断增高，下腔静脉所受压力与日俱增，特别是胎位不正时，压迫现象更为明显，直接影响直肠下端、肛管的静脉回流，从而导致痔静脉充血、扩张，继而诱发痔疮。虽然痔疮可以通过手术的方式进行治疗，但妊娠晚期不宜做手术，否则会引起早产或流产。"

"那可以使用痔疮栓吗？我没问过大夫，所以也不敢用。"她接着说。"幸好你没有用！"我替她感到庆幸。针对痔疮的药物有很多，有些在缓解症状方面效果很明显，但是这类药物大部分都含有麝香、明矾、甘露醇及抗生素等成分，这些成分会严重影响胎儿的正常发育，孕妇是绝对不能用这类药物治疗痔疮的。于是，我给她推荐了几个缓解痔疮的小偏方。

小偏方

缓解孕期痔疮

黄鳝肉汤：黄鳝 100 克，去内脏切段，加调料水煮，食肉饮汤。有补中益气、清热解毒、祛风除湿功效，适用于痔疮便血。

◉ 更多抗痔方案

蕹菜蜂蜜膏：蕹菜 2000 克，蜂蜜 250 克。将蕹菜洗净、切碎、捣汁，放锅内，先以武火，后以文火煎煮浓缩；至较稠时加入蜂蜜，再煎至黏稠时停火，待冷装瓶备用。每次以沸水冲化饮用 1 汤匙，每日两次；有清热解毒、利尿、止血功效，适用于外痔。

菠菜粥：鲜菠菜 100 克，粳米 100 克。先将菠菜洗净，放滚水中烫至半熟，取出切碎；粳米煮成粥后放入菠菜，煮沸食用。每日两次，具有养血止血、敛阴润燥、通利肠胃的功效；适用于习惯性便秘、高血压等；大便干结，外痔出血患者宜经常服用。

妊娠期感冒，吃点安全中草药

怀孕时期患上感冒可以服用药物吗？很多孕妇都有过这样的问题。

🍊 妊娠感冒不可盲目用药

"反应停"原为治疗早孕反应而研制的药物，其疗效并不理想，且因药物作用导致胎儿"海豹肢"样畸形。这一事件震惊了整个医学界，因此医生也提醒孕妇不可随意用药。

杨女士怀孕期间不小心患上了感冒，出现咳痰、鼻塞、咽痛等症状。她原本想服用一些治疗感冒的药物，但是药物的使用说明书上写着各种副作用，这让她有些犯愁。

我给杨女士进行了检查，发现其扁桃体红肿，血常规结果显示其血内的白细胞数量明显增多，幸好她的肺部没有异样。我给她推荐了几款偏方。

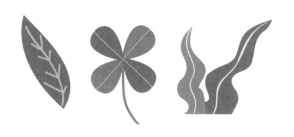

小偏方

治各类感冒

米醋萝卜菜：萝卜250克，米醋适量。萝卜洗净切片，用醋浸1小时，当菜下饭。适用于各类感冒。

🍊 更多感冒调理方案

菜根汤：白菜根3片，大葱根7个，煎汤煮熟后加白糖趁热服用。适用于风寒感冒。

萝卜汤：白萝卜150克切片，加水900毫升，煎至600毫升；加白糖5克，趁热服1杯，半小时后再服用1杯。适用于风寒感冒。

萝卜白菜汤：取白菜心250克、白萝卜60克，加水煮熟后放入红糖10～20克，吃菜饮汤。适用于风寒感冒。

如果使用以上食疗方法，感冒症状仍没有得到缓解，就应该及时就医。

产前焦虑很常见，汤汤水水能安神

　　雅文已经怀孕 8 个月了，最近总感觉焦躁不安，晚上总睡不着，而且人变得非常敏感，动不动就胡思乱想。她的家人十分担心，一起陪她到医院来检查。

⊛ 产前为何多焦虑

　　我见到雅文的时候，她还是那种心神不安的样子。给她号脉之后，我发现她的脉搏频率要比平常人快。于是我断定雅文患上了非常典型的产前焦虑症。产前焦虑症极有可能导致早产、流产、难产、产后并发症等不良后果。看着雅文焦虑的表情，我赶紧安慰道："幸好情况发现得比较及时，所以对你身体还没有什么危害。"我又告诉雅文，当孕妇体内缺乏使神经振奋的物质的时候，大脑就会产生焦虑抑郁的情绪。对孕妇而言，目前最好的方法还是食疗。所以，我建议雅文多吃豆腐、鱼、核桃、芝麻等，同时又告诉雅文几个缓解焦虑情绪的偏方。

小偏方

缓解产前焦虑

　　银耳莲子汤：水发银耳 200 克，莲子 30 克，薏仁 10 克，冰糖适量。用热水浸泡莲子至发软，银耳洗净摘成小朵，和薏仁 10 克一起加水煮 45 分钟，加入冰糖调味即可食用。

⊛ 更多对抗焦虑方案

　　枣麦粥：枣仁 30 克，小麦 30 ~ 60 克，粳米 100 克，大枣 6 枚。将枣仁、小麦、大枣洗净，加水煮沸，取汁去渣，再加入粳米同煮成粥。养心安神，适用于妇女神志不宁、心悸、失眠等。

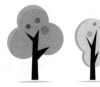

先兆性早产，试试中医方

前不久，我遇到一位陈女士，她已经怀孕 7 个多月了。她说自己最近总感觉腰酸、小腹隐痛伴有下坠感，阴道还有少量血液流出。

先兆性早产从何而来

陈女士被诊断为先兆性早产，其主要原因是体内黄体酮含量偏低。目前她已经连续打了两周的黄体酮针，腹痛、腰酸等症状有了明显好转，可是打针之后臀部上出现几个硬结，一坐下来就疼痛难耐，医生说针还要接着打。这让陈女士很犯愁，于是她来找我，想通过中医的方法安胎。我给她推荐了以下几个方子。

小偏方

安胎

阿胶炖肉：取阿胶 15 克、瘦猪肉 100 克，洗净、切片，加水 1 碗，炖至阿胶完全溶解，放入盐或糖调味即成。此方养血、止血、安胎；适用于肾虚、血虚之胎漏、胎动不安。

更多安胎方案

桑寄生鸡蛋茶：桑寄生 20 克，红枣 10 个，鸡蛋两只。红枣洗净去核，桑寄生、鸡蛋洗净，加清水 3 碗，煎至 1 碗；取出鸡蛋，剥去蛋壳后再煮片刻，饮水、吃红枣、鸡蛋；适用于各种类型之胎漏、胎动不安。

黄芪粥：黄芪 20 克，糯米 20 克，洗净后放锅内，加水煮成粥。一日分两次吃完。固气安胎，适用于脾虚气弱之胎漏、胎动不安或习惯性流产者。

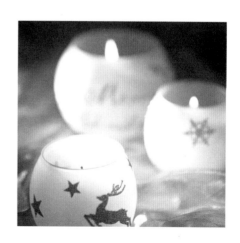

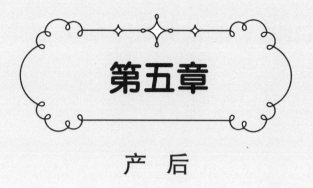

第五章

产 后

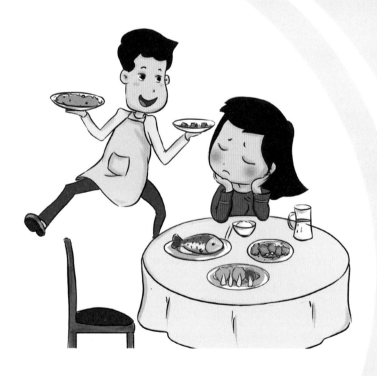

哺乳期得了乳腺炎，蒲公英是好帮手

张婷刚出月子，本以为可以放松一下，却感觉乳房胀痛，用手按压乳房能摸到硬块儿，同时还有乳汁减少的迹象，于是张婷到我这里治疗。

✺ 急性乳腺炎从何而来

听完张婷的叙述，我仔细观察，发现她舌苔黄腻，脉弦数，属于气血瘀滞型急性乳腺炎。张婷惊讶地问："我平时非常注意个人卫生，怎么会得乳腺炎？"

我告诉张婷，急性乳腺炎并非只与个人卫生习惯有关。产妇哺乳容易导致乳汁郁积，而乳头上的皮肤很细嫩，当婴儿用力吮吸时，很容易导致乳头破裂，此时细菌乘虚而入，引发乳腺炎。

我告诉张婷她的症状不是很严重，如果急性乳腺炎过于严重，会造成乳房组织大面积坏死，并引发高烧，这种情况对母亲和宝宝都是非常不利的。现在张婷正处于哺乳期，如果服用药物，药物可进入乳汁，影响婴儿健康。所以，我推荐张婷采用食疗的方法治疗，既安全又有效。

> **小偏方**
>
> ### 治疗急性乳腺炎
>
> **蒲公英粥：**蒲公英60克，金银花30克，粳米50～100克。先煎蒲公英、金银花，去渣取汁，再入粳米煮成粥。任意服食。
>
> **金针猪蹄汤：**干金针菜24克，猪蹄1只。金针菜与猪蹄加水同煮，吃肉喝汤。每日1次，连服3～4次。清热消肿，通经下乳；适用于乳腺炎、乳汁不下。

🍊 偏方其实不神秘

蒲公英清热解毒，是治疗乳腺炎的要药；金银花清热解毒，是治疗痈疮之"圣药"。乳腺为肝经所过，肝经气滞血瘀则化热，进而变生炎症。金针菜能疏肝、理气、清热；猪蹄则有通乳功用。

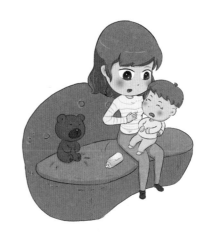

产后乳腺增生，试试家常小菜

陈颜今年 26 岁，在一家贸易公司上班，事业上顺风顺水，而且不久前刚生了一个可爱的女孩。最近她的身体却出现了一些小状况，总感觉乳房胀痛，脾气变得很差，影响了工作和生活。于是，她在别人的介绍下找到了我。

🍊 乳腺增生从何而来

我诊断后告诉陈颜，她的情况属于乳腺增生。与过度劳累有很大关系，饮食、睡眠不规律也是重要诱因。因为陈颜正处于哺乳期，所以我给她开了食疗方，这样不会影响宝宝的发育。

消除乳腺增生

海带豆腐汤：海带适量，豆腐 1 块，煮汤食用。佐料按常规加入，可加食醋少许，常食有效。

✹ 更多调理方案

天合红枣茶：天门冬 15 克，合欢花 8 克，红枣 5 枚，泡茶食之，加蜂蜜少许。

芝麻核桃饮：黑芝麻 10 ~ 15 克，核桃仁 5 枚，蜂蜜 1 ~ 2 匙冲食之。

红烧鳝鱼：鳝鱼 2 ~ 3 条，黑木耳 3 小朵，红枣 10 枚，生姜 3 片，添加佐料，如常法红烧食用。

民间秘方能催乳，孕妈育婴奶水足

肖丽已经生产两个月了，孩子一直都是母乳喂养。最近一周，她发现自己的奶水不是很足，因为孩子总是吃不饱，经常啼哭。孩子才两个月大，肖丽也不知道该怎么办，于是到我这里寻求解决的办法。

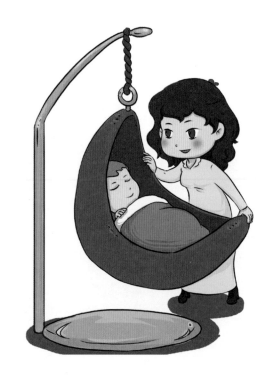

✹ 为何奶水不足

我发现肖丽气色不好，面色苍白，舌苔淡薄，一脸倦怠。另外，她脉象细弱，属于气血生化不足而导致的奶水不足。

我给肖丽推荐了一个补气养血、通乳下奶的食疗方。

催乳

豆腐炖猪蹄香菇：豆腐、丝瓜各 200 克，香菇 50 克，猪前蹄 1 个（约 1000 克），盐 10 克，姜丝 5 克，味精 3 克。猪蹄去毛，清水洗净，用刀斩成小块待用；把豆腐放入盐水中浸泡 10 ～ 15 分钟，用清水洗净，切成小块；将丝瓜削去外皮，清水洗净，切成薄片；香菇先切去老蒂头，清水浸软后洗净；将猪蹄置于锅中，加水约 2500 克，于炉火上煎煮，煮至肉烂时，放入香菇、豆腐、丝瓜，并加入盐、姜丝、味精，再煮几分钟后即可离火，分数次食之。

✷ 偏方其实不神秘

此方能益气生血，强筋健骨，通络下乳，行气散结，清热解毒，特别适合孕妇产后食用。对于乳汁分泌不足者，具有良好的生乳作用；对于乳络不通、乳胀生结、乳房微热者，有通络行乳、散结止痛、清热除瘀的作用，能促进乳汁通利，防止乳腺炎的发生。需要注意的是，对乳汁分泌不足的女性来说，有些食物是不适合食用的，比如韭菜、麦芽等，可能会起到回奶的作用，因此哺乳期食用需谨慎，谨遵医嘱。此外，心情的调剂也是非常重要的，气行不畅是不利于乳汁分泌的。

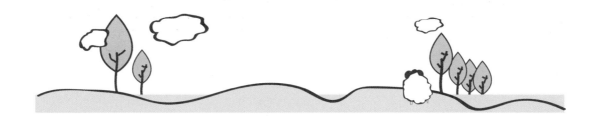

产后腰酸别紧张，几种偏方有帮助

马然刚出月子半个月就到单位上班了，可是工作没几天，她就感觉自己总是腰酸背痛，精神不振。同事们建议马然赶快看医生，于是马然来到我这里就诊。

⊛ 为何出现产后腰酸

我仔细观察马然的神色，发现她气色不佳，舌苔薄、舌质红；把脉之后又发现其脉象沉细。

于是，我进一步询问其症状。马然说她睡眠质量很差，入睡后总是出冷汗。马然的情况属于肾虚血亏所导致的产后腰痛。

我告诉马然，想要改善目前的状况应该以益气补血、滋阴养肾为出发点。因为马然还处于哺乳期，最好采用食疗方法来调理。我建议马然试一试当归生姜羊肉汤，并嘱咐她一日食用两次，空腹食用效果佳。

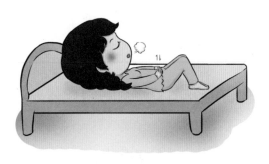
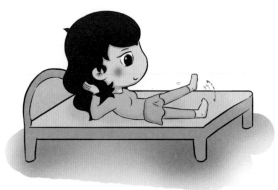

小偏方

缓解腰痛

当归生姜羊肉汤： 将当归、生姜清洗之后切片，羊肉洗净之后放入开水中焯一遍，取出之后沥干水分，切成块状；将准备好的羊肉、生姜、当归和黄酒一起放入锅中，大火烧开之后取出浮沫；然后转小火慢炖，直到羊肉软烂。羊肉补体虚，生姜散寒，当归补血，三种食材相辅相成，可以有效治疗女性产后腰痛。

更多防治腰痛方案

逆行治疗

如果腰痛不是很严重，可以尝试着倒退行走，并且最好保持膝盖部位不出现弯曲，手臂前后自由摆动。每次可以行走两百步左右，每天坚持两三次，半个月之后就可以缓解腰痛。

穴位按摩

用拇指或食指按摩大腿后方、小腿肚、内踝等。每个穴位按摩 1 分钟左右，当感觉到酸麻时可以换一个位置。每天按照三餐时间进行按摩，可以有效缓解腰痛。

抖腿治疗

站在地上或者坐在椅子上，也可以躺在床上，放松身体。双手按压大腿后方，然后左右抖动双腿。每次坚持一两分钟，一有空就可以做。

产后贫血不用愁，补血养血有好方

3个月前，朋友打来电话，说她女儿晓敏生了一个男孩，宝宝一切正常，但是晓敏患上了产后贫血。

✳ 产后贫血危害大

产后贫血对产妇的身体恢复非常不利。分娩过程已经消耗了母体大量的能量，这个时候如果母亲又出现贫血，必定会导致产褥期延长，甚至会降低机体免疫力。

产后贫血常出现乏力、头晕等症状，严重者可能导致子宫脱垂、内分泌紊乱、月经推迟。

朋友听了着急地说："你是大夫，开个补血的方子吧，这样我才能放心。"

我给朋友推荐了治疗产后贫血的方子，这个方子在临床实践中效果不错。

治疗贫血

脊骨调味煲：猪脊骨、莲藕各750克，生地100克，红枣10个。生地、莲藕、红枣（去核）洗净；猪脊骨洗净、斩件；把水烧开，放入全部食材，武火煮开后改文火煲3小时，调味食用。养血和血，润色美肤；用于血虚血燥，面色无华，病后、产后贫血等。

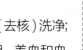

◉ 偏方其实不神秘

　　生地味甘、苦，性寒，能滋阴养血。熟藕性微温，能补脾益血，生肌润肤；《食疗本草》认为它有"养神，益气力，除百病"的作用。猪脊骨内有猪脊髓，味甘、性平，能滋阴益髓。红枣甘润，健脾养血。几味食材合而为汤，血虚可补，血瘀可散，血燥可润。注意，贫血严重者宜用熟地代替生地，并加桂圆肉。另外，此汤性大补，感冒未愈者慎用。

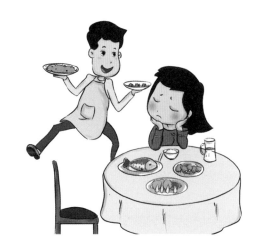

产后涨奶怎么办，麦芽回奶保平安

　　梁女士不久前生了一个男孩，幸运的是她奶水非常充足，不仅能满足孩子的需求，每天还富余很多，涨得厉害的时候她便将奶挤掉。后来回归工作岗位，她只得给孩子断奶。

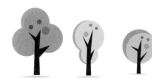

◉ 为何产后涨奶胸部痛

　　回单位工作之后，梁女士依然感觉乳房非常涨，奶水经常流出来将衣服浸湿，每天要去卫生间清理好几次，这让她非常苦恼，于是找到我。与梁女士交谈之后，我明白了她的意图。于是，我给梁女士介绍了一个快速回奶的方法。

快速回奶

麦芽茶饮：将 50 克麦芽放入锅中，加入适量水，先浸泡半个小时，然后以大火煮沸，再以文火煎煮半小时；过滤掉渣滓，取出 300 毫升汁液，代茶饮。日常饮用，1 日 3 次，服用两天就能见效。

梁女士按照我说的方法去做，第二天涨奶的情况就有了明显好转。再服用一天，奶水就不再往外溢了。

⊛ 偏方其实不神秘

中国古代，女性就是利用麦芽来回乳的。明代《滇南本草》就有"麦芽治妇人奶乳不收、乳汁不止"的记载。麦芽中含有着一种麦角胺类化合物，具有抑制催乳素合成的作用。一位女性如果患有"高催乳素血症"，医生就会让其服用大剂量的麦芽，几天之后，她血液中的催乳素浓度就会下降。研究还表明，麦芽当中的 B 族维生素的主要作用是促进大脑中多巴胺的生成，从而抑制催乳素的产生。因此临床上，医生经常使用 B 族维生素对产妇进行回乳。

需要注意的是，必须要使用大剂量麦芽，才会发挥回乳的功效。如果所用剂量不够，不但不能回乳，反而还能催乳。中医有一句话叫"中医不传之秘在于用量"，可见，用量的多少是绝对不能马虎的。

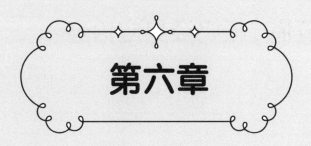

第六章

小儿常见小毛病，好妈妈必备小偏方

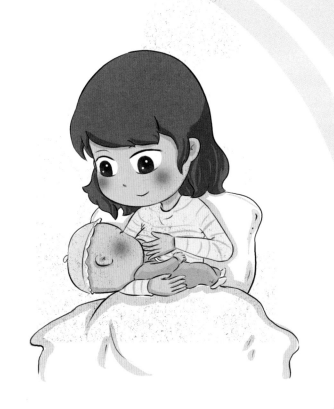

婴儿溢奶不要慌，喂奶姿势应恰当

朋友的女儿杨梅突然打电话给我，说自己的孩子吃奶的时候表现得很急，之后就会被呛到，有时呛得非常厉害，不是咳嗽就是溢奶，好不容易吃下的奶顺着口鼻流出，有几次孩子出现了呼吸困难，全家人都非常担心。

我问杨梅："孩子现在是母乳喂养还是混合喂养？发生呛奶、溢奶之后精神有什么变化吗？"

杨梅告诉我："最开始是纯母乳喂养？但是最近产假已经结束，我开始上班，于是我就给孩子掺了几顿奶粉，不管吃母乳还是喝奶粉，孩子都会呛奶或溢奶，不过食欲、精神还是非常好的。"

既然孩子的食欲和精神都不错，说明孩子没什么大事。我告诉杨梅，采用合适的姿势非常重要。人工喂养的话，奶孔大小需适中。

杨梅按照我教给她的方法调整了喂奶方式之后，孩子呛奶、溢奶发生的概率大大降低。

⊛ 孩子发生溢奶的原因

孩子吐奶、溢奶比较常见。成人胃部贲门相对略紧、幽门相对略松，这样食物便可安全通过。

孩子的胃呈水平位，容量小，而且孩子吃奶的时候常常吸入空气，奶液易流至口腔，诱发吐奶。除生理因素外，喂养不当、喂前哭闹、吸空奶瓶、吃奶太急等，均会导致孩子溢奶或呛奶。

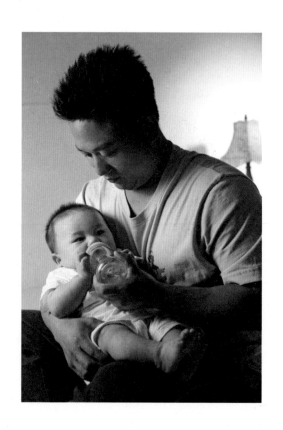

❂ 正确的喂奶方式

1.做妈妈的应当尽量抱着孩子喂奶，让孩子的身体处于45度倾斜状态，这样胃中的奶液就会流进小肠，可减少溢奶的机会。喂奶时，妈妈应当用食指和中指轻轻压住乳头，防止乳汁分泌太急呛到孩子，还能够避免乳头堵塞孩子的鼻孔，诱发窒息。

2.喂完奶之后，给孩子拍拍嗝，让孩子通过打嗝儿的方式排出吸奶过程中吸入胃内的空气。把孩子放到床上之后不能立刻让孩子仰卧，应当让孩子先右侧卧一会儿，之后再让孩子仰卧，即可有效防止孩子溢奶。

3.孩子哭闹的时候不能喂奶，喂奶的时间不能太久；孩子的胃容量相对较小，不能一次喂太多。两次喂奶的时间不能离得太近，给孩子喂过奶之后应当避免剧烈运动。

小偏方

天然小药方

让婴儿适当饮用些胡萝卜汁、蔬菜汤，或是补充些鱼肝油、维生素A，即可改善其由于维生素A缺乏而导致的呛奶。

❂ 非正常呛奶、溢奶

研究发现，若婴儿缺乏维生素A，其喉头上前部的会厌上皮细胞会萎缩角化，吞咽时会厌无法充分闭合盖住器官，就会诱发呛奶。

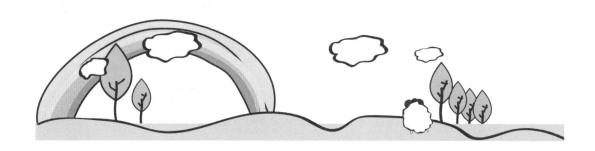

小儿受惊夜啼哭，五倍钩藤膏帮忙

孩子夜间啼哭常常会闹得鸡犬不宁，特别是对于上班族妈妈来说，白天已经忙碌了一天，到晚上孩子又哭又闹，严重影响夜间休息和白天工作的效率。这就是为什么很多女性朋友生过孩子之后比之前瘦了许多的原因。

表妹生过孩子之后，整天换尿布、喂奶、安抚……晚上孩子又哭又闹，有时候一直哭到天亮，嗓子都哭哑了，不仅妈妈劳累不堪，孩子的睡眠质量也大受影响。

后来表妹实在忍受不住，就打电话给我。我告诉她，很多时候，孩子夜间哭闹并非只是因为饥饿、被褥太厚、尿布潮湿等问题，还可能是某种疾病所致，如急性中耳炎、蛲虫病、软骨病等，应当带孩子去医院做检查。表妹听了我的劝告，赶忙带着孩子去医院做检查，各方面结果都正常。

后来我直接去了一趟表妹家，表妹告诉我，孩子的吃喝与平时无异，排便也正常，可是一到晚上就睡不踏实，常常在梦里惊醒，醒来之后哭得面色泛青，有时候要安抚好一阵才能睡下，有时候孩子一直哭到天亮。

根据表妹的叙述，我断定孩子的情况是受惊夜啼，于是我给表妹开了个外敷方：取五倍子 1.5 克、钩藤 2 克，将其共研成细末后用老陈醋调和成膏状，敷在肚脐中，用胶布将其固定好，贴 10 ~ 12 小时，每天换药 1 次，连敷 3 天就能看出效果。

果然，3 天之后孩子夜间哭闹的症状缓解了很多，等到第四天时，孩子已经不再惊厥，到了晚上也能安安稳稳地睡觉。我告诉表妹，不用再给孩子敷药了。

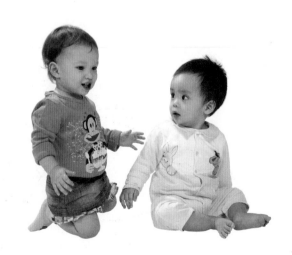

❋ 孩子受惊夜啼的原因

中医认为，小孩夜间哭闹通常为中焦虚寒、心经积热、恐惧惊吓而致，寒则痛，痛则哭。临床上由于热忧心神而烦躁哭闹者最为多见，不过也有很大一部分孩子是由于受惊而夜间啼哭。

现代医学认为，惊吓主要是由于孩子神经系统发育不完善，无法对外界变化作出正常反应所致。而中医认为孩子脏腑娇嫩，形气未充，心气虚，胆气弱，肾气亏，容易受外界之干扰。有时候，孩子看到可怕的东西，或是听到异常的声音等，都可能因为惊恐而气机逆乱、神志不安，不过这些因素很容易被家长忽视。随着孩子年龄的增长，夜啼现象会逐渐好转，家长不用太过担心。

五倍子钩藤膏止惊啼

取五倍子 1.5 克、钩藤 2 克，将其共研成细末后用老陈醋调和成膏状，敷在肚脐中，用胶布将其固定好，贴 10 ～ 12 小时，每天换药 1 次，连续敷 3 天即可见效。（谨防胶布过敏）

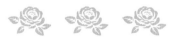

❋ 偏方其实不神秘

五倍子归肺经、大肠经和肾经，有敛肺益肾、止泻固脱之功，通常用其治疗肺虚久咳、自汗盗汗、拉肚子等；钩藤清热平肝，熄风定惊；五倍钩藤膏治疗小儿夜啼。肚脐即神阙穴，为人体经络之总枢，古人称其为"五脏六腑之本"。肚脐最怕着凉，是腹壁的最后闭合点，其屏障功能较差。不过，正是由于它为腹壁最薄之处，在此处敷药更有利于药物渗透吸收，药效能直达病灶。此法见效迅速，没有副作用，非常适合年龄小的孩子。用五倍子敷肚脐，不仅能改善小儿夜间哭闹，而且能治疗小儿遗尿、盗汗。若家中的孩子也有此病，可在孩子的身上尝试一下。

新生儿黄疸，好妈妈巧用冬瓜玉米须

所谓新生儿黄疸，即新生儿时期，因胆红素代谢异常所致血中胆红素水平上升，表现为皮肤、黏膜和巩膜黄染的病症。此病可分为生理性和病理性两种。其中，生理性黄疸于婴儿出生后2～3天出现，4～6天到达高峰期，7～10天消退。早产儿持续时间久，除了会出现轻微食欲缺乏外，没有其他临床症状。如果孩子出生后24小时就发生黄疸，2～3个星期之后黄疸仍然不退，甚至加深、加重，或者消退之后重复出现黄疸，都属于病理性黄疸。

婴儿出生之后，家长应当密切观察孩子的皮肤状况，若孩子过早或过迟发生黄疸，或黄疸颜色加深，或黄疸退后反复等，就要考虑是否为病理性黄疸。如果孩子精神萎靡、嗜睡、吮吸困难、惊剔不安、双目斜视、四肢强直、抽搐等，应当警惕孩子是否发生黄疸。家长应当注意保护婴儿皮肤、肚脐清洁，以免发生破损感染。

家长还要关注孩子的大便颜色，若肝脏胆道出现问题，大便就会变白，不过不是突然变白，而是便色越来越淡。若此时皮肤又突然变黄，则应带孩子到医院就诊。

黄疸通常从头开始，从脚消退，眼睛最先发黄，最晚消退，因此应当从眼睛开始观察。若按压皮肤呈白色则没关系，若为黄色则应当提高警惕。通常情况下，如果小儿黄疸不严重，我会为其推荐内服方冬瓜玉米须汤和外敷方黄连茵陈云苓饼。

黄疸不严重的新生儿要多晒太阳，这样也能够达到退黄的目的。不过要注意，阳光充足时可以隔着玻璃让孩子晒太阳；充分暴露孩子的肌肤，让孩子接触到更多的阳光。千万不能让孩子着凉，同时保护好孩子的眼睛、会阴部。每次晒半小时左右即可，还应当让孩子变换体位，防止晒伤。

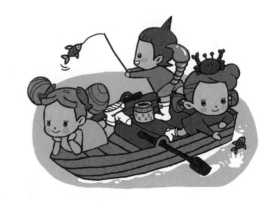

❋ 新生儿黄疸的原因

产生病理性黄疸的主要原因为：新生儿体内胆红素过多，肝转化、排泄胆红素能力差，使得胆红素堆积在血液中，诱发黄疸。

生理性黄疸一般为新生儿肝功能不成熟所致，会随着新生儿肝脏胆红素功能增强而逐渐消退。因此，生理性黄疸不需要家长额外护理，孩子黄疸期间可适当喝些温开水、葡萄糖水以利尿。

严重病理性黄疸会并发核黄疸，导致儿童智力下降，甚至死亡。家长应当仔细观察孩子黄疸的变化，发现异常要及时将孩子送医院救治。

小偏方

治新生儿黄疸小验方

冬瓜玉米须汤： 取冬瓜皮和玉米须各3克，茵陈5克，一同放入锅中，倒入适量清水煎汁温服。连服两天。

黄连茵陈云苓饼： 取黄连、茵陈、云苓各10克，金钱草、黄柏、黄芩、栀子各6克，将上述中药材研成粉后用蜂蜜调和成药饼，贴到肚脐上，再用热水袋温暖肚脐。

❋ 偏方其实不神秘

冬瓜玉米须汤中的玉米须性味甘平，归胃经、膀胱经；可调中健脾，利尿消肿。冬瓜性微寒，味甘淡无毒，入肺、大小肠、膀胱经，有利小便、消水肿之功。茵陈性味苦、辛、凉，入肝经、脾经、膀胱经，清热利湿，主治湿热黄疸、小便不利、风痒疮疥、湿疮瘙痒、湿温初起。黄连茵陈云苓饼可治疗胎黄不退之先天不足、气血两虚证。

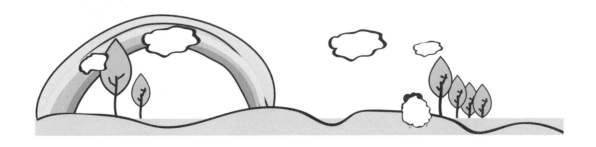

应对呛奶吐奶，稻草汤有疗效

　　朋友的小外孙女刚满月，孩子喝奶时常常呛奶，每次吃奶都哭得非常厉害，孩子被呛得脸通红通红的，问我有没有什么方法可以帮孩子改善这个问题。

　　我问朋友："小外孙女的哭声大吗？"朋友回答道："声音挺大的。"我笑着说："那你就不用太担心了，既然孩子可以哭那么大声，说明没什么问题，你可以到稻田里取点稻草和炒麦芽，将其熬成汤给孩子喝。"

　　大概两个星期之后，朋友打电话给我，告诉我说孩子呛奶已经不频繁了，没想到稻草居然有这么大的功效。

　　孩子不小心呛奶，应当先观察孩子吸氧、吐气的动作，如果没有看出任何异常反应，如声音变得微弱、呼吸困难、严重凹胸等，则无须太过担心；若出现上述反应，应当立即将孩子送到医院。如果孩子哭声洪亮，中气十足，面色红润，说明身体没有什么大问题，自行在家治疗即可。

✺ 呛奶、吐奶的原因

　　有的孩子喝过奶后会呕吐，虽然无异常症状，可妈妈却仍然放心不下。食道开口和气管开口于咽喉处相通，吐奶没关系，最怕奶水从食道逆流至咽喉，在吸气瞬间误入气管，此即为呛奶。呛奶为婴儿，尤其是新生儿常见的表现，大量呛奶会堵塞气管，使患儿无法呼吸，甚至威胁生命安全；奶液吸入肺内深部，可诱发吸入性肺炎。

　　孩子小的时候胃是水平位的，胃贲门是松弛的，因此孩子吃奶后动作稍微大些就会导致食物反流，进而吐奶。等孩子3个月大之后，这种现象就会得到改善。

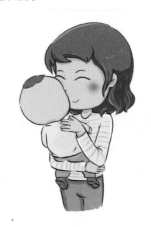

稻草汤有效治呛吐奶

将清洗干净的稻草切成 5 厘米长的小段备用。锅中放入稻草 10 克、炒麦芽 10 克、水 2000 毫升，开中火慢慢熬汤。每天给婴儿喝 1 小杯，连服 3 天。

✺ 偏方其实不神秘

稻草汤中的稻草和炒麦芽可宽中下气、消食积，治反胃、食滞、泄泻、腹痛、消渴、黄疸、白浊、痔疮、烫伤等，还可有效治疗婴幼儿呛奶。

家长在喂孩子吃奶的时候，可以用中指或食指压住乳头根部，既能防止乳头堵塞孩子鼻孔，还可减少奶水流量，控制孩子吃奶的速度。

孩子屁股红红的，试试山茶鸡子油

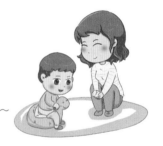

兰女士是我的一个朋友，她是个事业型的女人，三十多岁才结婚，结婚之后生了个儿子。小家伙白白胖胖，非常讨人喜欢。可孩子出生没多久，小屁股突然红了起来。兰女士给孩子涂了点爽身粉，可几天之后，红得反而更厉害了，她有些担心，赶忙带着孩子来到诊所。

我告诉朋友，小孩红屁股很常见，不用太过担心，回去之后要勤给孩子换尿布，因为这种症状主要是受尿液或大便刺激所致。千万不能给孩子用爽身粉，因为多数爽身粉中含有滑石粉成分，会刺激孩子的皮肤。如果患儿是女孩儿，粉末易进入孩子的阴道或尿道，不利于孩子的健康。

我给她推荐了几乎没有副作用的民间小验方山茶鸡子油，让她回去之后给孩子试试，每天涂 3 ~ 4 次。每次涂完不要急着换新尿布，让孩子的小屁股透透气。裹尿布前应该先将孩子的皮肤擦干，保持皮肤干燥。山茶鸡子油涂上薄薄的一层就可以了，涂得太厚易堵塞毛孔。几天之后，朋友打电话过来，说孩子的屁股已经不红了。

 ## 为啥孩子屁股红

医学上称小孩儿红屁股为尿布疹或尿布皮炎。孩子皮肤娇嫩，角质层发育较差，受尿液、大便刺激之后易长出尿布疹。

大小便让孩子的臀部皮肤变得潮湿，易破坏皮肤表面的天然酸性保护膜，角质层磨损，诱发炎症。

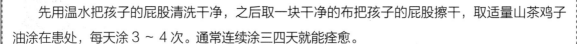

治红臀小偏方：山茶鸡子油

先用温水把孩子的屁股清洗干净，之后取一块干净的布把孩子的屁股擦干，取适量山茶鸡子油涂在患处，每天涂 3 ~ 4 次。通常连续涂三四天就能痊愈。

山茶鸡子油制作方法： 鸡蛋 5 个煮熟，蛋黄弄成碎末。大汤勺（铁铝制品都可以，铁制更好）放火上烧热，放入蛋黄末干炒，炒至蛋黄发黑变焦，肉眼观其焦黑出油，小勺挤压油出。蛋黄油和山茶油（菜籽油）按 1：1 比例混匀，静置待用。

 ## 偏方其实不神秘

涂抹山茶鸡子油可以有效阻止皮肤水分蒸发，有护肤、润肤之功。外涂之后形成的保护膜可有效防止大小便刺激皮肤。

山茶鸡子油是一种单不饱和油脂，有清热化湿、消炎止痛之功。山茶油（菜籽油）性偏凉，能凉血止血，清热解毒；鸡子黄有生肌长皮、消肿止痛、敛疮收口的作用，山茶鸡子油有抑菌之功，可有效防止皮肤感染，内含茶皂素可抗渗、消炎、镇痛；山茶油（菜籽油）内的维生素 E 可为肌肤提供营养，提升细胞抗氧化能力，利于糜烂面修复。此外，山茶鸡子油的成分和人体肌肤的成分相似，不易刺激皮肤，也不易引起过敏。

小儿嘴角发炎，试试冰硼青黛散

一天，一位年轻的妈妈抱着个几个月大的孩子来到诊所。她告诉我：孩子口角有些发红，喂东西会吐出来，之后大哭，怎么哄都不行。这几天孩子的精神状态越来越不好，不怎么爱闹，也不怎么发出咿呀声了。

我看了看孩子的口角，有些发红。掰开孩子的嘴，发现嘴里有几处小溃疡破口。孩子的妈妈看到孩子口中的溃疡后非常吃惊，问我是不是自己哪里做得不好才使孩子受这样的罪。我告诉那位妈妈，不用太过担心，这是一种幼儿常见病。我给她开了些冰硼青黛散，让她回去之后取些蛋清或温水和匀，用软刷蘸取一些涂于孩子的嘴角，每天涂 3 ~ 5 次，即可缓解孩子的口角疼痛，治疗口角炎。

其实除了这种方法外，还可给孩子的口角涂上一些大黄丁香绿豆糊，也能够很好地治疗孩子的口角炎。

我嘱咐孩子的妈妈，口角炎多为饮食太过精细，导致维生素缺乏而致；平时应当经常为孩子补充 B 族维生素、维生素 C，多让孩子吃些富含维生素 B_2 的食物，如动物内脏、蛋类、大豆、胡萝卜、绿叶蔬菜等。

还要注意保持孩子的口腔卫生，用生理盐水清洁孩子的口腔；做好孩子的口腔清洁工作，有污垢时应当及时清理，饭后擦净孩子的嘴角，擦嘴角时宜选择消过毒的、柔软的纱布。

我还叮嘱她，这段时间奶瓶、奶嘴、餐具都要常常消毒，勤给孩子喂水，让孩子吃常温清淡的流食，如此既可减少口角刺激，又能确保孩子大便畅通。几天之后，那位女士打电话告诉我，孩子的口角炎已经好多了。

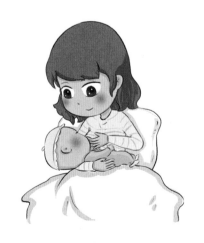

✺ 孩子发生口角炎的原因

口角炎又名烂嘴角，主要是饮食太过精细，或奶瓶没有做好消毒工作，再加上孩子抵抗力比较差，使得嘴巴处被细菌和病毒感染导致的。此证为幼儿常见病之一。

小偏方

治疗口角炎小方

冰硼青黛散： 取适量冰硼散和青黛按1∶1比例混合，用蛋清或温水搅拌均匀，涂于创面，每天涂3～5次。

大黄丁香绿豆糊： 取大黄9克，丁香15克，炒绿豆6克，一同研成粉末，用醋将其调和成糊，涂于创面。

✺ 偏方其实不神秘

冰硼散和青黛均有清热解毒、消肿止痛之功，可治疗热毒蕴结导致的咽喉疼痛、牙龈肿痛、口舌生疮等。

大黄丁香绿豆糊中的大黄有攻积滞、清湿热、泻火、凉血、祛瘀、解毒之功；丁香外用可治疗口腔内炎症、乳牙尖周炎、牙髓炎、口臭等症；绿豆有抗菌、抗过敏之功。

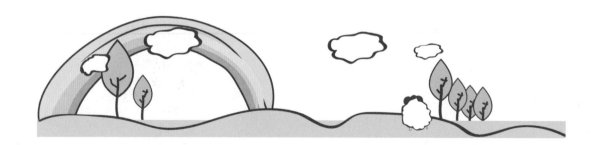

小儿生长痛，给孩子熬点食疗汤

豆豆是朋友的孙子，小家伙虎头虎脑的，已经7岁了，比同龄的孩子高很多。但是这段时间，孩子晚上常常说自己腿痛，等到第二天早上起床之后又忘了自己哪疼了，还和之前一样活泼。朋友告诉我，这种状况已经持续好几天了，我看了看孩子的腿，不红不肿，无任何异常，于是我断定他这种情况是生长痛。

我告诉朋友不用太过担心，这是一种正常的生理现象。朋友问我："是不是要给孩子补些钙啊？"我告诉她："不用刻意地去给孩子补钙。虽然缺钙容易发生生长痛，不过生长痛不一定就是缺钙所致。有时候，钙充足的孩子也会发生生长痛。专门补钙并不能显著缓解生长痛，生长痛问题不在骨骼，而在于软组织疲劳。"

我嘱咐朋友，平时让孩子吃些能够促进软组织生长的营养素，帮助孩子补充弹性蛋白、胶原蛋白。我给朋友推荐了一个解决生长痛的食疗方——蹄筋汤。

发生生长痛的原因

生长痛易发生于3～12岁的孩子身上，男孩发生的概率比女孩多。生长痛的原因主要为孩子的活动量大，骨骼生长迅速，和局部肌肉筋腱生长发育不协调所致。生长痛为良性疼痛，无须进行药物治疗，随着孩子年龄的增长，生长痛会逐渐消失。中医认为，孩子先天不足、后天失养，会导致肾精匮乏，寒邪侵袭，进而表现出生长痛，治疗当调补肝肾，散寒通络。

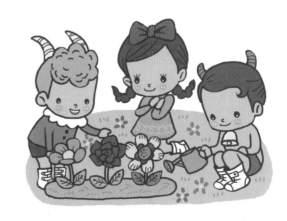

蹄筋汤小验方

取鸡血藤 30 克，杜仲 10 克，猪蹄筋 100 克，调料适量。先把猪蹄筋放到清水中泡软，清洗干净，切成段；把鸡血藤、杜仲放到纱布中包好，三者一同放入锅中，倒入适量清水，熬煮至熟烂，过滤去渣，喝汤。每周喝两三次，连服两周。

⊛ 偏方其实不神秘

鸡血藤性温、味苦，归心经和脾经，能活血舒筋，养血调经；治疗手足麻木、肢体瘫痪、风湿痹痛等。研究表明，鸡血藤能扩张血管、抗血小板聚集。杜仲味甘、性温，归肝、肾、胃经；补益肝肾，强筋壮骨，改善肾气不足引起的关节疼痛等症。猪蹄筋有养血补肝、强筋骨之功，猪蹄筋内含大量胶原蛋白，可提升细胞生理代谢，让皮肤富有弹性、韧性、延缓皮肤衰老；而且能强筋壮骨，治疗腰膝酸软、身体瘦弱，多吃猪蹄筋有利于孩子的生长发育，并且能缓解中老年骨质疏松。猪蹄筋不仅可以和鸡血藤搭配，还可和山药、鸡蛋搭配。

研究发现，维生素 C 有助于胶原蛋白的合成，而胶原蛋白为人体皮肤之重要组成部分。因此，生长痛的孩子应当多吃维生素 C 含量丰富的食物，如柚子、菠菜、青菜等。

每天晚上睡觉以前，让孩子用热水泡泡脚，给孩子做些腿部按摩，白天不要让孩子做太多运动，保证孩子充足睡眠等，能够缓解孩子的生长痛。朋友按照我教给她的方法坚持给孩子吃了一个月的蹄筋汤，孩子的腿就不疼了。

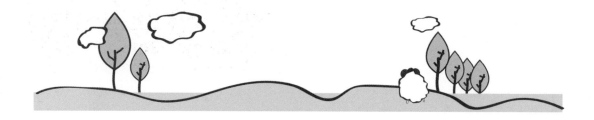

小儿高热惊厥，急掐甲根用紫雪

有一次，同小区的刘晓急匆匆跑到诊所，让我去她家看看自己的女儿萱萱，我看她十分着急，就赶紧跟着她去了她家。原来萱萱今天突然高烧，全身抽搐，牙关紧闭。我赶到后忙掐住孩子的中指指甲根，同时用温水冲泡紫雪散，灌入患儿口中。不一会儿，孩子的抽搐症状基本消失，我又赶忙回去取退热解痉药物。

小偏方

小验方：掐指甲根

用指甲按压孩子的中指指甲根下方，然后急用紫雪散清热解痉。

◉ 孩子高热惊厥的原因

孩子发高烧的时候可能会表现出全身抽搐、肌肉紧张、牙关紧闭等惊厥症状。遇到此类状况时，家长会非常着急，不知道该如何处理。

小儿高热惊厥又名"急惊风"，中医认为热壅生痰、痰盛生风，外邪入里化热，热极生风，扰乱心神，进而出现惊厥、抽搐。从现代医学角度来看，高热时体温上升，刺激中枢神经，导致大脑运动神经元释放异常信息，使得全身肌肉紧张痉挛，导致惊厥、抽搐。

◉ 偏方其实不神秘

掐手指周围的穴位，比如中冲穴、十宣穴、四缝穴等，可缓解小儿惊厥。中医认为，这些穴位有清热泻火、开窍豁痰、平风定惊之功，不仅能治疗高热惊厥，还能治疗昏迷、中风、中暑等症。

紫雪散是清热解毒、镇痉开窍剂，主治热邪内陷、壮热烦躁、昏狂谵语、面赤腮肿、口渴唇焦、尿赤便秘、颈项强直；用于小儿惊痫、烦热涎厥、伤寒发斑、一切热毒、喉痹肿痛及疮疹、毒气上攻咽喉、水浆不下等症。

小儿中暑莫着慌，穴位按摩加藿香

记得有一次，我和几个朋友一起出去旅游，当时正值夏季，天气炎热，其中一个朋友还带着自己5岁的女儿小梦。当我们找到旅馆的时候，小梦突然发热，头晕恶心，出冷汗，朋友赶忙问我孩子是怎么回事。我仔细观察，很明显孩子是中暑了。我们赶紧把孩子的衣服脱下来，用毛巾擦干她额头、腋下、脖子、背部的汗水，之后按压孩子的合谷穴、中冲穴，同时给她内服藿香正气水，直至孩子的中暑症状得到缓解。

❈ 孩子发生中暑的原因

中暑即人体处在高温情况下，中枢神经调节功能异常，诱发头晕、恶心、呕吐、昏迷等症。抢救不及时，神经调节功能一直处在异常状态，就会诱发器官衰竭，进而危及生命。所以，发生中暑必须先降温。

小偏方
治疗中暑小验方

先采取适当的降温措施，之后按压合谷穴（位于手背第1、2掌骨间，第2掌骨桡侧中点处）、中冲穴（位于手中指末节尖端中央）或人中穴（位于人体鼻唇沟中点）。同时喂服藿香正气水2毫升，1天4次。

❈ 偏方其实不神秘

合谷穴和中冲穴都是急救要穴，能够迅速缓解头晕、神志不清、恶心、呕吐、发热等症。人中穴是缓解昏迷不醒之要穴，按压人中穴会有强烈的刺痛感，能促使昏迷不醒的人迅速清醒过来。藿香正气水有散寒化湿、和中祛暑的作用。

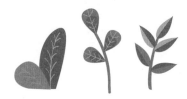

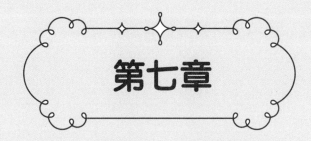

第七章

呼吸疾病小偏方，感冒咳嗽无烦忧

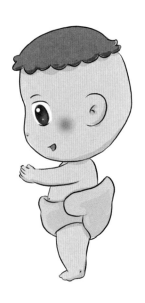

新生儿鼻塞重，通窍枕来通窍

一天，一位年轻的女士抱着 4 个月大的孩子来到诊所。原来，孩子不小心着凉，患上了感冒，现在呼吸有些困难，喝几口奶就停一会儿，张口吸气。晚上，孩子被鼻塞折腾得睡不着觉。孩子还这么小，妈妈看到孩子这么痛苦，心里非常难受，赶忙带着孩子来到诊所。

我给那位女士开了方子：取生艾叶 100 克，辛夷 20 克，鹅不食草 30 克，将其碾成绒状，拣出里面的硬梗，用手绢包成枕状，给孩子当枕头用，两天换 1 次。症状严重者可取艾叶 10 克，用纱布包好，将其敷在患儿前囟处。

那位女士疑惑地问："这种方法真的管用吗？"我笑着回答道："虽然这种方法的功效没有麻黄碱的功效强，不过安全、没有毒副作用，非常适合婴儿，尤其是 4 个月大的婴儿。"

那位女士将信将疑地拿着我给她开的药回去了。3 天之后，孩子的妈妈打电话过来，说孩子的鼻塞已经显著改善，呼吸畅通多了。

◉ 新生儿鼻塞的原因

感冒为新生儿鼻塞的主要诱因之一，孩子的鼻腔非常小，鼻黏膜娇嫩，感冒时鼻黏膜充血肿胀，鼻腔中的分泌物变多，容易导致鼻子不通气。此时，不能由于心急而给孩子用滴鼻药。很多药物内含麻黄碱，滴药时孩子咽下这些药汁，会产生毒副作用。中医认为，鼻塞、流清涕多为感受风寒湿邪而致。小孩鼻塞的诱因很多，如感冒、鼻炎、鼻腔异物等，家长应当根据孩子的实际情况来治疗孩子出现的鼻塞。

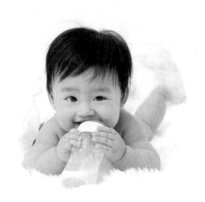

小偏方

有效缓解新生儿鼻塞的通窍枕

取生艾叶 100 克、辛夷 20 克、鹅不食草 30 克，将其碾成绒状，拣出里面的硬梗，用手绢包成枕状，两天换 1 次。症状严重的取艾叶 10 克，用纱布包裹好，将其敷在患儿前囟处。

◉ 偏方其实不神秘

艾叶性温，能温经止血、散寒止痛，辛香之气能通经开窍。研究发现，艾叶富含挥发油，有抗炎、抗过敏、抗病原微生物之功。将其煎汤熏洗身体，能治疗过敏性鼻炎，预防感冒。辛夷又名木兰、望春花，将其揉碎之后会散发出芳香气味，有散风寒、通鼻窍之功，可治疗风寒头痛、鼻塞。现代药理学研究发现，辛夷可有效收缩鼻黏膜血管，保护鼻黏膜，同时促进鼻黏膜分泌物吸收，缓解炎症。鹅不食草性温，主要功效是治咳嗽、通鼻窍，可治疗痰多咳嗽、鼻塞不通、风寒头痛等。现代药理研究表明，鹅不食草可以抗病抗菌，对白色葡萄球菌、白喉杆菌、甲型链球菌、宋氏痢疾杆菌等都有抑制作用，还有消炎、抗过敏作用。鹅不食草、辛夷和艾叶同用，能提升通窍疗效。

为了加大疗效，三四个月大的孩子应当用大一些的枕头，药物也要加量。此外，最好选择背面灰白色、绒毛多、香味浓郁、叶厚色青的艾叶。

有的小孩会由于鼻腔发育不全而发生分泌物堵塞。对于这种鼻塞，家长可以用干净的棉签，帮助孩子将鼻涕清理出来。如果孩子出现的只是轻微鼻塞，家长可搓热双手，之后轻轻地按摩孩子鼻子的两侧，由上到下，由鼻梁到鼻翼，鼻翼两侧应当多按压一会儿。或是让孩子吸入些热水的蒸汽，之后把热毛巾敷在孩子的鼻子上面，每天敷 3 次，连续敷两天。此法可减轻孩子鼻黏膜充血，不过要注意，热敷过程中应当谨防烫伤孩子柔嫩的肌肤。

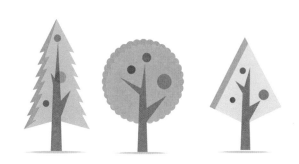

流鼻涕打喷嚏，巧用辛夷蝉蜕水

去年秋天，同小区的李老头带着自己的孙子洋洋来诊所看病，仔细询问才得知，洋洋最近一直在打喷嚏，有时甚至会流清鼻涕。我看洋洋蹦蹦跳跳的样子不像是生病了，没发烧，清涕少，很明显并非感冒所致。

我让洋洋张开嘴，把压舌板压在他的舌头上，但见舌色淡、舌苔薄白、咽不红，没有扁桃体炎症状，而且李老头说洋洋从未得过鼻炎，家里也没有什么过敏原。

我断定洋洋流鼻涕、打喷嚏为天气变化引发的。我建议老李头回家之后让洋洋喝些辛夷蝉蜕水。等洋洋流鼻涕、打喷嚏症状消失后，我又嘱咐老李头给他买些玉屏风散来吃。

⊛ 孩子流鼻涕、打喷嚏的原因

孩子流鼻涕、打喷嚏是常见症状，特别是在季节交替之时，出现这种症状的孩子就更多了。季节交替的时候，气候多变，天气忽冷忽热，孩子抵抗能力较弱，接触外界刺激时会有所反应，打喷嚏、流鼻涕。

小偏方

治疗流鼻涕、打喷嚏

辛夷蝉蜕水： 取辛夷 6 克、蝉蜕 6 克，放到干净的纱布袋内，放入锅中，倒入适量清水，开大火煮沸之后转成小火继续煮10 分钟，过滤掉药渣。趁热将药汁倒进小脸盆内，对准患儿的鼻子熏蒸，让药物蒸气进入鼻腔内；或把药汁分为两份，1 天分两次喝完，连服 3 天。

⊛ 偏方其实不神秘

辛夷蝉蜕水中的辛夷性温、味辛，有散风寒、通鼻窍、止流涕之功，为治疗鼻塞流涕之要药。蝉蜕味淡，宣散风热、透疹利咽、退翳明目、祛风止痉，现代药理研究发现它有良好的抗过敏作用。连续服药熏鼻 3 天后，洋洋流鼻涕、打喷嚏症状消失了。

小儿咳嗽痰黄，就服这个方

记得有一次，刘女士带着 8 岁的儿子童童来诊所看病。原来，童童前一阵子患上了感冒，原本想着一个星期之后即可痊愈，可是直到现在，都将近 3 个星期了，童童的感冒还是没能痊愈，不断地咳嗽、流鼻涕，而且咳出的是黄稠的黏痰。妈妈这时才意识到孩子的感冒没那么简单，赶忙带着孩子到这里来看病。

我让童童张开嘴，打着手电筒向孩子的喉咙深处照了照，发现他的咽部红肿充血、咳嗽气急，舌质红而舌苔黄，脉搏跳动有些快，证属风热咳嗽。风热咳嗽通常为病毒所引发。我给童童开了清热解毒方——黄芩板蓝根汤，嘱咐刘女士回去之后让孩子每天服 1 剂，先喝 5 天看看效果。

5 天之后，刘女士又带着童童前来复诊，孩子的咳嗽已经基本停止，痰液也变稀了，刘女士问我还用不用继续服药。我告诉刘女士，此方苦寒，不适合久服，清热下火之后应当停服，以后重点在补。我嘱咐她回去之后多让孩子吃些润肺滋阴、健脾补肺的食物，尽量不要让孩子吃辛辣、甜腻之品。

✹ 孩子咳嗽的原因

中医认为，咳嗽可以分成外感、内伤两类，外感咳嗽又可分成风热、风寒型，内伤咳嗽可分为痰湿、痰热、阴虚三类。小孩儿阳气旺盛，患病之后，病邪容易由阳化热。因此，临床上小儿咳嗽多为热证，治疗的时候应当注意疏风清热，宣肺止咳。临床研究表明，小儿咳嗽多为病毒和细菌感染所致。病毒通常为流感病毒、腺病毒、合胞病毒，细菌多为肺炎双球菌、溶血性链球菌、葡萄球菌。小儿咳嗽最容易表现出热毒症状，治疗的过程中要先清热解毒。

小偏方

治风热咳嗽小验方

黄芩板蓝根汤：取黄芩 10 克、板蓝根 12 克、瓜蒌 9 克、金银花 8 克、连翘 8 克，一同放入锅中，加适量清水煎汁 200 毫升，分早、晚两次服用，每天 1 剂，连服 3 天。

◉ 偏方其实不神秘

黄芩板蓝根汤中的黄芩味苦、性寒，有清热燥湿、泄火之功，可治疗湿热痞满、肺热咳嗽、高热烦渴等症；板蓝根味苦、性寒，有清热利咽、凉血解毒之功；瓜蒌味甘、性寒，有解热止渴、利尿、镇咳祛痰等作用，各种痰热咳嗽首选瓜蒌；金银花味甘、性微寒，气芳香，有清热解毒、凉血化郁之功，适合各类热性病；连翘味苦、性微寒，气微香，可治疗热病初起、风热感冒、发热、咽喉肿痛等症。

现代药理学研究证明，黄芩内的有效成分是黄酮类化合物，有解热、利尿、抗病毒、抗真菌、镇静、广泛抗菌之功，能够有效对抗痢疾杆菌、绿脓杆菌、葡萄球菌、溶血性链球菌、肺炎双球菌等，还可抑制甲型流行性感冒病毒。板蓝根可抑制多种病毒和细菌，如金黄色葡萄球菌、流感病毒等。瓜蒌对痢疾杆菌、肺炎球菌、溶血性链球菌及白喉杆菌等均有抑制作用。金银花、连翘均有一定的抑菌、杀菌之功。临床上常用此方治疗小儿风热咳嗽。

此方苦寒，所以不能久服，脾胃虚寒，或近期服用过其他寒凉药物的儿童慎用，痰稀色淡、腹泻的患儿忌服。

孩子的身体状况和成年人不同，因此孩子患病时家长千万不能擅自给孩子用成人药物。此方适合8岁及8岁以上的孩子，8岁以下的孩子应减少用药量。如果孩子因药物味道不好而拒绝服药，家长应当在药里添加些饴糖。饴糖内含麦芽糖、B族维生素、铁，可补中缓急、润肺止咳。

脾胃虚寒的孩子患上感冒之后不宜服用太多寒凉药物，最好选择食疗方。风热咳嗽属实证，若孩子患的是虚证或久咳脾虚证，则不宜用此方。

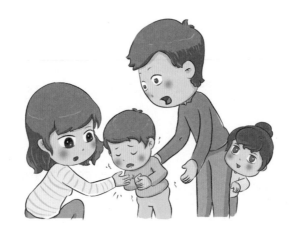

阴虚咳嗽久不消，试试百合玄参汤

记得有一次，郝女士带着 5 岁的儿子佳明来到诊所。原来，佳明前一阵子患上了感冒，感冒之后一直在咳嗽，又是服用镇咳药物又是打点滴，抗生素没少用，但咳嗽却没能得到改善。我让郝女士带着佳明到医院去做个胸部影像检查，结果显示胸部没有明显异常，这说明孩子没患上支气管炎，不过是慢性咳嗽。

我对郝女士说，孩子咳嗽虽然要及时治疗，但却不能盲目治疗，尤其是抗生素，对孩子的身体危害很大，不仅会损伤孩子的脾胃，还会使细菌产生耐药性，使得孩子抗病能力下降，在以后的日子里会反复发生此病。

我还告诉她，给孩子治病不能心急，更不能"有病乱投医"，应当"三分治，七分养"，最好是通过食疗之法调理孩子的身体。

考虑到佳明咳嗽时间比较长，而且痰少、黏稠、不易咳出，再加上他口渴咽干、手脚心热、舌红苔少，我断定他患的是阴虚咳嗽，最佳的治疗方法是滋阴润肺。我给佳明的妈妈推荐了食疗方——百合玄参汤，让她回家之后给孩子烹调着吃，辛辣、油炸之品这段时间就不要再让孩子吃了。佳明的妈妈回家之后按照我教给她的方法给孩子烹饪此肴，大概 1 个星期之后，佳明的咳嗽就止住了。

⊛ 阴虚久咳的原因

咳嗽容易发生于春冬季节，为呼吸系统常见病。感冒、冷空气、油烟、灰尘等均可能诱发或加重咳嗽。虽然咳嗽有助于清除呼吸道分泌物及有害物质，不过频繁、剧烈的咳嗽会严重威胁到

小偏方

调理阴虚久咳小验方

百合玄参汤：取百合 15 克、玄参 10 克，先放到清水中浸泡 12 ~ 24 小时，之后一同煮熟，每天喝 2 ~ 3 次，汤与百合同食。连服 3 天。

孩子的身体健康。哮喘就是咳嗽恶变导致的结果。孩子感冒发热之后，遗留的咳嗽很难治愈，可先用寒凉药疏风清热、宣肺止咳。如果外因已清，转成肺阴虚证，则应补肺阴，不可再用寒凉药。孩子脏腑娇嫩，尤其是肺脏对寒热极敏感，如果所用药物太寒或是太过燥烈，会导致咳嗽迁延不愈。

咳嗽易反复发作、迁延不愈，若不能及时、有效治疗，时间一久，很可能诱发变异性哮喘。

❋ 偏方其实不神秘

此方中的百合味甘、苦，性微寒，有止咳祛痰、镇静安神、滋阴润肺之功，配合味甘、性温的玄参，能滋阴润肺，利咽生津；治疗慢性咳嗽、阴虚咳嗽。

但是此方不适合风寒咳嗽的孩子服用，脾胃虚寒的孩子不可单独吃百合，应当和温性食物一同食用。

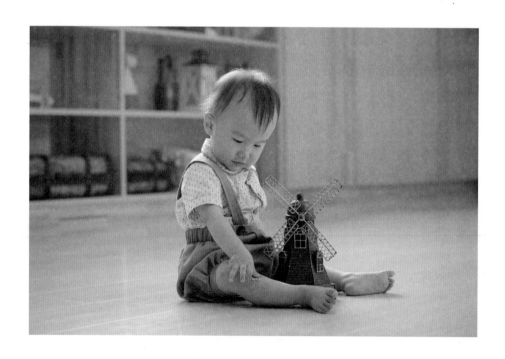

风寒咳嗽又怕冷，试试萝卜葱姜汤

艾丽是朋友的孙女，已经3岁了，非常可爱。就在前几天，朋友带着她找到我。朋友对我说，前几天带着艾丽出去玩，回来之后艾丽就开始不舒服，咳嗽、鼻塞、流清涕、怕冷等症状接二连三地出现。这两天艾丽吃不好也睡不好，而且喉咙中有痰，没精神也不开心。于是朋友到药店给艾丽买了些小儿感冒药，服下之后却没什么效果。今天早上艾丽起床后还说自己难受，朋友就赶忙带着她来到诊所。

我让小艾丽张开嘴，发现她的喉咙微红，听诊时发现她的呼吸音粗，指纹有些红，再加上朋友叙述的那些情况，我断定艾丽出现的是风寒外感。所以，治疗的过程中应当注意疏风解表、宣肺止咳。考虑到孩子年纪还太小，我并没有给她开药，而是给孩子开了个食疗方——白萝卜葱姜汤，让朋友回家之后做给她吃。

等到第二天，朋友打电话来告诉我说，艾丽鼻塞、流清涕的症状已经得到缓解，只是还有些咳嗽，痰也不像之前那样多了。

❂ 风寒咳嗽的原因

风寒感冒为风吹受凉导致的感冒，多出现在秋冬季节，通常发热较轻、无汗、畏寒怕冷，流清涕、咳嗽、喷嚏、痰清稀易咳出，舌苔薄白。风寒感冒和风热感冒不同，风热感冒为风热之邪犯表、肺气失和引发的，主要症状包括：发热重、微恶风、有汗、咽喉红肿疼痛，咳嗽、痰黏或黄，鼻塞涕黄、口渴喜饮，舌尖红、舌苔微黄。

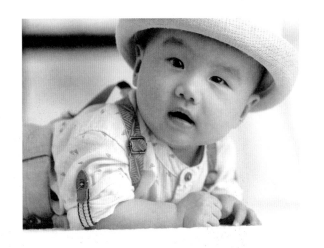

治风寒咳嗽小验方

萝卜葱姜汤: 白萝卜半个, 葱白3根, 生姜6克。先把白萝卜切成片状, 放入锅中, 加3碗水煎煮, 之后放入葱白、姜, 熬煮到剩1碗时, 趁热连渣一起喝下。连服3天。

偏方其实不神秘

中医认为, 萝卜味甘、辛, 性凉, 入肺经、胃经、大肠经, 有清热生津、凉血止血、下气宽中、消食化滞、开胃健脾、顺气化痰之功。萝卜富含维生素C和锌元素, 能够提升机体免疫力。此外, 葱白味辛、性温, 入肺经、胃经、肝经, 能发散风寒、发汗解表, 和生姜搭配有助于发汗。这个方剂适合外感风寒导致的发冷、鼻塞、流清涕等症。

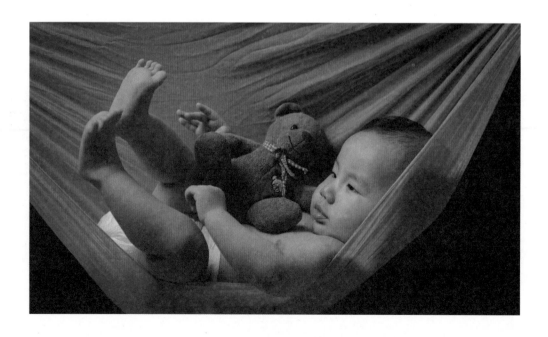

治疗小儿肺热咳嗽，蒸点冬瓜蜜糖汁

记得有一次回老家，隔壁的婶娘带着小孙子来串门，那孩子名叫小飞，已经 6 岁了。待了一会儿我就发现那孩子有些不对劲，一个劲儿地咳嗽，仔细询问才得知，小飞最近半年常常咳嗽，而且有痰，黄而黏稠，可是很难咳出。看到自己的孙子整天不舒服，婶娘的心里也非常难受。后来看了西医，吃了些西药，症状有所好转，可没想到过不了多久咳嗽又复发了。婶娘还说，小飞的大便干燥、小便发黄。

我让小飞张开嘴，看了看他的舌头，发现他舌红苔黄腻，给他号脉后发现他的脉微数。

根据小飞出现的一系列症状，我断定他所患的是肺热咳嗽。应当吃些清肺化痰食物。

因此，我给婶娘推荐了川贝母蒸梨，而且嘱咐婶娘平时可蒸冬瓜蜜糖汁给他喝。

大概一个星期之后，家里人打电话来说婶娘家的小飞咳嗽症状已经消失了。我让妈妈嘱咐婶娘一定要给小飞蒸冬瓜蜜糖汁巩固疗效。

◉ 肺热咳嗽的原因

儿童为纯阳之体，属于"阴常不足，阳常有余"的体质，儿童对风寒、病毒等外界刺激较敏感，体内阳气过胜易转化成实热，阴津不足易诱发虚热，肺常不足，邪热就会克肺，诱发肺热咳嗽。

肺热咳嗽容易出现在免疫力低下的儿童身上，所以，预防肺热咳嗽应当从提升身体抗病能力着手。家长平时应注意多让孩子锻炼身体，少吃容易上火的食物。

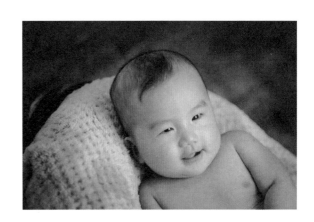

治肺热咳嗽小验方

川贝母蒸梨： 生梨 1 个，川贝母 3 克，冰糖 10 克。将生梨清洗干净后去掉皮、核，放入川贝母、冰糖，放入碗中隔水蒸 1～2 小时，吃梨喝汤，每天 1 个，连服 3 天。

蒸冬瓜蜜糖汁： 取带蒂小冬瓜，在中间切一道口，取出里面的瓤，填入白茅根 10 克，冰糖、蜂蜜适量，盖好盖，放到锅内蒸 20 分钟，喝汁，连续喝 3 天。

✺ 偏方其实不神秘

川贝母蒸梨中的川贝母味甘苦、性凉，入肺经，有止咳化痰、清热散结、润肺之功，适合外感风热咳嗽、肺虚久咳、咽燥等症；生梨味甘、性寒，富含苹果酸、柠檬酸、维生素 B_1、维生素 B_2、维生素 C、胡萝卜素等，有生津润燥、清热化痰之功，适合秋季食用。现代医学研究证明，梨的确能清肺润燥、止咳化痰。川贝蒸梨能够治疗肺热导致的咳嗽、痰稠、便秘、尿黄等。不过川贝虽然好，可小孩子不能多吃。

蒸冬瓜蜜糖汁里面的冬瓜味甘淡、性微寒，含有蛋白质、糖类、胡萝卜素、维生素、粗纤维、钙、磷、铁等营养物质，有清热解毒、利水消痰、除烦止渴、祛湿解暑之功；适合心胸烦热、小便不利、肺痈咳喘、肝硬化腹水等症。白茅根味甘、性寒，归肺、胃、膀胱经，凉血止血，清热利尿；用于血热出血、热病烦渴、肺热咳嗽、胃热呕吐等热证。此方清热化痰、下气，治疗痰热咳喘、哮喘。

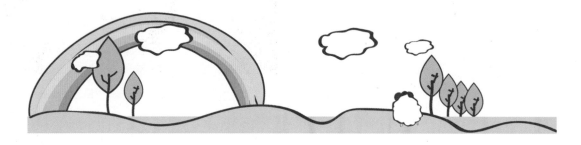

小儿支气管炎，利用三仙汤调体质

一到冬季，会有很多孩子患上感冒、发烧、气管炎、支气管炎等症。去年冬天，一对夫妇带着一个五六岁的小男孩来诊所看病，孩子咳嗽还伴有发烧、咽喉肿痛。孩子的妈妈说，孩子从几天前就这样了，吃过消炎药，也打了好几针，可是症状仍然没有得到改善，后经人介绍找到我。

我听了一下孩子的双肺呼吸音，之后进行了相关检查，看到孩子咽喉处仍然有些红肿，又给他量了量体温，37.5℃，低烧。孩子的妈妈告诉我，前两天孩子烧到过39℃，现在烧虽然退了，可还是会咳嗽。通过望、闻、问、切，我断定孩子的病情已经过了急性期，步入缓解期了。

我嘱咐孩子的父母，不要继续给孩子使用抗生素了，缓解期可通过中药或食疗之法调理身体。

那孩子手足心微热、舌质黄腻，伴随咽干、咳嗽之症。我建议孩子的妈妈回去之后给孩子熬点三仙汤喝，每天饭后半小时服下，不宜空腹饮服，胃虚寒的孩子应当加热温服。

我嘱咐孩子的父母，孩子的脾胃较弱，此方虽然属纯食材，不过较寒凉，所以连服时间不能太久。一旦咽喉肿痛有所好转，即可采用其他食疗法，杏仁粥就非常不错。

孩子发生支气管炎的原因

小孩支气管炎多为细菌或病毒引发，属中医儿科"咳嗽""喘证"等范畴，常表现出实证。小儿急性支气管炎与中医上提到的风热咳嗽相似，不过咳嗽的程度更严重。孩子脏腑比较娇嫩，很容易受到外邪侵袭，进而发为此证。肺为人体之娇脏，不能用大寒大热药物来治疗，应当采取清热解毒、宣肺止咳之法，若药物性寒凉，只能短期服药。

小儿急性支气管炎在西医常规治疗的基础上辨证论治，配合中药、推拿、食疗之法，能够大大缩短患儿的病程。配合其他温和疗法，不但能加强西药疗效，还可在一定程度上消除西药对机体产生的负面作用，提升机体抗病能力，利于孩子的病情康复，防止疾病长久不愈。

小偏方

治支气管炎小验方

三仙汤：取生萝卜 250 克、鲜藕 250 克、梨两个，切碎之后搅打成汁，调入适量蜂蜜，饭后半小时分次饮服，连服 3 天。

杏仁粥：取 10 克去皮杏仁，将其研磨成泥状，放入 50 克淘洗干净的粳米，倒入适量清水煮沸，开慢火熬煮至烂即可。要趁热服食，每天两次，连服 3 天。

⚫ 偏方其实不神秘

三仙汤中的萝卜味辛甘、性平，入脾经和胃经，有消积滞、化痰定喘、清热顺气、消肿散瘀之功。现代药理学研究发现，萝卜内含可诱导人体产生干扰素的多种微量元素，能提升机体免疫力。近年的研究表明，萝卜内含纤维木质素，有抗癌之功。

鲜藕味甘、性寒，吃鲜藕可清热除烦，解渴止呕。把鲜藕压榨取汁，功效更佳，能清热润肺，凉血行瘀。

梨有止咳化痰、生津止渴之功。研究表明，梨内含糖、鞣酸，可祛痰止咳，养护咽喉，清热镇静。

杏仁粥非常适合支气管炎缓解期的孩子食用，不但能止咳消痰，而且不伤胃，能强身健体、预防疾病。杏仁有甜杏仁和苦杏仁两种，甜杏仁可作为休闲食品；苦杏仁通常入药，有小毒，不可多食。孩子最好吃甜杏仁，甜杏仁味苦、性温，有祛痰止咳、平喘、润肠之功，适合外感咳嗽、喘满、肠燥便秘等。杏仁中富含黄酮类、多酚类成分，不但能降低人体胆固醇含量，还可降低心脏病、慢性病之发病率，能很好地预防小儿慢性支气管炎。

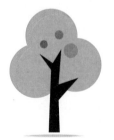
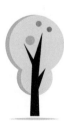
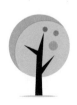

小儿哮喘病，让孩子喝点温肾定喘汤

几年前的一个冬天，一位年轻的母亲带着一个四五岁的孩子来到诊所看病。仔细询问才得知，孩子哮喘反复发作已经有一年之久。孩子的妈妈很着急，因为孩子每次发病的时候都有生命危险。

记得上次哮喘发作的时候，孩子的面色发青，口唇发绀，呼吸急促、微弱，因为呼吸困难，当时还用了氧气罩。

孩子的妈妈说，从去年冬季到现在，孩子的哮喘已经发作4次，天气转凉时很容易发作，这次最为严重，持续4小时之久，面色发紫，呼吸急促，喉咙内有痰鸣，四肢发凉。孩子的妈妈说，自己也发作过一次哮喘，不过不是很严重，吃点药就痊愈了，这些年一直没再发作过。孩子的妈妈问我有没有有效的方法能够避免孩子哮喘发作。我了解了孩子的详细状况之后，给他开了温肾定喘汤，嘱咐孩子的妈妈回家之后给孩子熬些喝，每天喝1剂。连续喝3天之后，孩子的哮喘已经平复，整个人活蹦乱跳的，面色开始泛红。

⊛ 孩子哮喘的原因

哮喘是常见的肺系统疾病，多反复发作。其主要临床表现包括：发作时喘促气急，伴哮鸣音，呼吸延长，呼吸困难，甚至不能平卧，口唇青紫等。此病的发作季节性显著，冬季最易发病，有遗传性，最开始的发病年龄多在1～6岁。

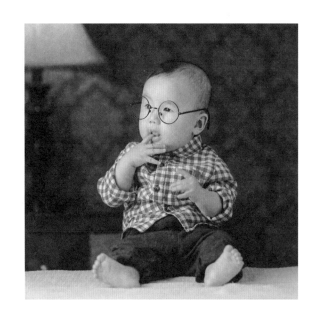

小偏方

治哮喘小验方

温肾定喘汤：取肉桂 2 克、干姜 2 克、熟地黄 5 克、蛤蚧 3 克、五味子 3 克、炙甘草 3 克、陈皮 6 克、姜半夏 3 克，一同放入锅中煎汤；每天服 1 剂。水煎两次，把两次的药汁兑匀，分成两次服下，连服 3 天。

⊛ 偏方其实不神秘

患儿每次哮喘发作皆因寒起，主要表现为：形寒肢冷、咳吐清痰、面色青灰、神疲乏力，多为肾虚不纳肺气，治疗的时候要以温肾散寒、纳气平喘为主。温肾定喘汤中的肉桂、干姜可温里散寒；熟地黄补肾养血；蛤蚧、五味子都有温肾补肺、纳气平喘之功；陈皮、姜半夏行气健脾化痰；炙甘草可健脾散寒，调和药性。

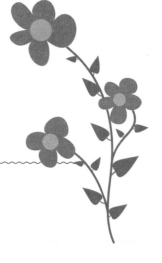

治扁桃体炎，就喝野菊甘草汤

前一阵子，一对夫妇带着一个 5 岁大的小姑娘急匆匆来到诊所看病。小姑娘名叫小梅，得的是扁桃体炎。

我让小梅张开嘴，发现她的扁桃体有些红肿，不过并不严重。小梅的父母说，小梅总是扁桃体发炎，特别是在换季的时候，问我能不能通过食疗之法帮她根治此证。

我对小梅的父母说："小梅的身体瘦弱，抵抗力自然弱些，想根治扁桃体炎，必须增强她的抵抗力。不过现在小梅的扁桃体正在发炎，要先服用消炎止痛方，炎症痊愈后，再服用些提升免疫力的食疗方就能有效避免扁桃体炎的再次发作。"

我当时给小梅开的是野菊甘草汤。两天之后，小梅的妈妈带小梅来复诊，告诉我回去之后就给小梅煎了1剂，等到第二天扁桃体就没那么肿了。后来又煎了1剂，今天肿已消退，小梅自己也说不痛了。

后来我又给小梅的母亲推荐了一个食疗方——冬虫夏草炖瘦肉，嘱咐她回去之后每个星期让孩子吃一次。

✿ 扁桃体发炎的原因

人的咽部如同拱形门，由两个拱形组织组成，一个是舌腭弓，另一个是咽腭弓，分别跨于两侧，形成两个窝，其内为扁桃体。正常情况下，扁桃体分泌少量黏液，内含白细胞、吞噬细胞，一旦细菌、病毒由此经过，就会吸附在上面，被吞噬、消化掉。扁桃体是呼吸道和消化道的"门户"，细菌、病毒入侵时，扁桃体最先受到侵袭。一旦抵抗力下降，细菌、病毒会大量繁殖，有益菌数量减少，扁桃体发炎。扁桃体发炎之后会充血、肿胀、化脓，其凹陷窝上出现很多小脓栓，甚至布满脓苔。经常、反复发炎会形成慢性扁桃体炎，炎症反复发作会让扁桃体增生肥大，两侧扁桃体几乎碰到一起，如同两扇大门堵住咽喉。若小儿营养不良，患佝偻病，消化不良，缺乏锻炼，属过敏体质等，身体防御能力弱，则易发生扁桃体炎。

小儿扁桃体炎是一种常见炎症，4～6岁为发病的高峰期，主要为细菌或病毒感染所致，要及时治疗，以免出现并发症。

小儿急、慢性扁桃体炎会诱发多种并发症。局部并发症包括急性中耳炎、鼻炎、鼻窦炎、咽炎、淋巴结炎、扁桃体周围脓肿等；全身并发症包括风湿病、急性肾小球肾炎、败血症、关节炎、皮肤疾患、心肌炎、支气管炎等，甚至导致严重的急性肾炎。

扁桃体通常在3～10岁时最大，10岁之后逐渐萎缩，所以儿童期应当重点防治扁桃体炎。

小偏方

治扁桃体炎小验方

野菊甘草汤：取野菊花、玄参、生甘草各5克，一同放入锅中煎汁，每天两剂，分两次服用，连服3天。

冬虫夏草炖瘦肉：取瘦猪肉150克、冬虫夏草10克、盐2克、味精1克。把瘦猪肉清洗干净后切成片状，放到沸水中焯一下，放入锅中；锅中放入冬虫夏草、盐、清水，开大火煮沸，之后转小火熬至肉烂汤浓即可，连服3天。

◉ 偏方其实不神秘

野菊甘草汤中的甘草味甘、性平，生甘草清热解毒、润肺止咳，能够治疗痰热咳嗽、咽喉肿痛等症；此外，甘草还可抗炎、抗过敏，可保护咽喉和气管黏膜。野菊花味辛苦、性微寒，归肺、肝经，能清热解毒、疏风平肝，可治疗疔疮痈肿、咽喉肿痛、风火赤眼、头痛眩晕等症。玄参养阴、清热、利咽。玄参、甘草和野菊花搭配，消肿止痛之功更强。

冬虫夏草炖瘦肉中的冬虫夏草味甘、性温，为滋补强壮之品；用其炖肉，能够补虚健体。儿童不能过多食用，每个星期吃一次就可以了。

体弱多病的孩子平时要加强锻炼，提升身体抗病能力。平时若孩子的扁桃体有轻度炎症，可服些口含片，如西瓜霜。此外，父母还可让孩子用淡盐水漱口，饭后、睡前各漱1次，每次漱5分钟左右。盐有杀菌之功，能够有效防治扁桃体炎。

家长应当让孩子养成良好的生活习惯，爱护口腔卫生，督促孩子早晚刷牙，饭后用清水漱口，防止食物残渣存于口腔内。确保孩子按时吃饭，平时多喝水，多吃新鲜果蔬；避免偏食肉类，特别是不能过食油炸食品，这些食物皆属热性，孩子多食易上火，进而诱发扁桃体炎。幼儿患扁桃体炎多为受凉所致，所以季节交替之时应当注意保暖，以免受凉感冒。

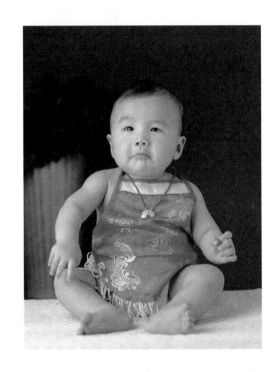

孩子风热感冒别惊慌，食疗就用豆腐加葱豉

现在的孩子是父母的掌上明珠，稍微不适，家长就会非常着急，赶紧带着孩子去医院打针吃药，久而久之，形成恶性循环，孩子的抵抗力越来越差。

记得有一年夏天，一位老奶奶带着一个3岁左右的孩子来到诊所。老人家抱着孩子，样子很焦急。我赶忙让老人家坐下来，请她详细讲明孩子的状况。

老人家说，这个孩子原本身体状况就不好，隔三岔五就到医院看病。这不，前两天孩子的爸妈周末休息，带着孩子出去玩耍，孩子回家之后吹了空调，晚上就感冒了，早上起来流鼻涕，没精神，小便发黄。

我给孩子试了试体温表，已经38℃。我哄着孩子，让他把嘴张开，见舌色偏红，舌苔薄黄，用压舌板伸入孩子口内，向下轻压舌头，见咽喉处轻微红肿。之后我看了看孩子的小手，发现他指纹浮紫，由此我断定孩子出现的是风热感冒，我并没有给孩子开药，而是给老人家推荐了葱豉豆腐汤和薄荷粉葛粥。

❋ 风热感冒的原因

小儿风热感冒是由风热之邪犯表、肺气失和引发的；其主要症状包括：发热重、微恶寒、流浊涕，咳嗽声重、痰黏或黄、口渴喜饮、咽红、大便干、小便黄，舌质红、舌苔薄黄或黄厚、脉浮数等。

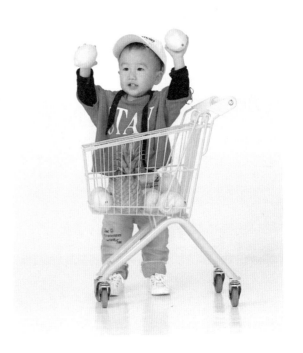

小偏方

治风热感冒小验方

葱豉豆腐汤：取豆腐 200 克、淡豆豉 10 克、葱白 6 克、连翘 5 克；先把豆腐切成块状，葱清洗干净后切碎；将锅置于火上，把豆腐、淡豆豉、葱白一同放入锅中爆香，倒入少量水煮熟，调入适量盐即可。连服 3 天。

薄荷粉葛粥：取鲜薄荷 15 克或干薄荷 6 克、粉葛根 30 克、菊花 10 克、粳米 80 克；先将薄荷和葛根放入锅中，倒入适量清水煎汁备用；粳米熬粥，等到粥熟时放入薄荷葛根汁，熬煮至粥稠，分两次让孩子吃下。

◉ 偏方其实不神秘

葱豉豆腐汤里面的淡豆豉是药食两用的清热佳品，有发散风热、发汗解表之功，能够治疗风热感冒；豆腐清热泻火；连翘清热利咽、解表发汗，和淡豆豉搭配，清热解表之功更强。

薄荷粉葛粥中的薄荷、菊花有清热利咽、解表发汗之功，能够治疗咽喉肿痛、声音嘶哑；粉葛根可清热解表、生津止渴，能够改善口干咽燥、口渴喜饮之症；粳米补脾胃，增强体质。此方也是治疗风热感冒的常见食疗方，适合风热表证、咽喉肿痛的患者食用。

孩子回家喝了一天葱豉豆腐汤，第二天再来复诊的时候，已经不发烧也不流鼻涕了，只是喉咙还有些肿。这说明表邪已经解了，可清热力度还不够，所以后来我又给孩子奶奶推荐薄荷粉葛粥巩固疗效。等到第三天的时候，孩子的感冒已经痊愈。

小儿感冒发热的时候，最好让他吃些流质食物，比如粥类；哺乳期儿童这个时候要减少哺乳次数；多让孩子喝水，注意休息，多吃新鲜果蔬和清淡食物；若发热不退，而且伴有并发症，要立即到医院就诊，防止发生意外。

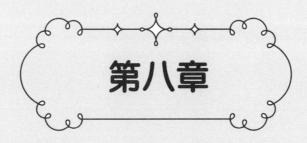

第八章

幼儿皮肤常见小毛病，试试这些小偏方

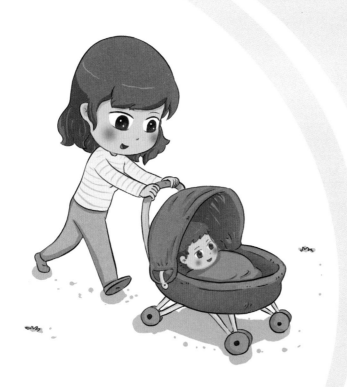

小儿预防水痘，请喝绿豆菊花汤

一天中午，有位男士急匆匆地来到诊所，怀中抱着个一岁多的孩子。这位男士一脸焦急地说："医生，你快看看吧，我儿子可能长水痘了。"

我赶忙脱掉孩子的衣服，发现他的身上长出了几颗红色的小丘疹，此外并未发热。我问孩子爸爸："在这之前孩子发过烧吗？"孩子爸爸没有丝毫犹豫地回答道："没有。"

为了慎重起见，我让他带着孩子到附近医院化验，结果发现，孩子并没有患上水痘，红疹只是蚊虫叮咬所致。

孩子爸爸问我："那怎么判断孩子患的是不是水痘啊？"

其实，水痘的判断并不难，根据病人的病史，同时结合其临床表现即可判断。水痘为急性呼吸道传染性疾病，患儿通常和水痘患者有过接触，得了水痘之后，孩子会表现出发热、咽痛、食欲下降、乏力等症状，皮疹呈向心性分布。这个孩子身上的红疹较为分散，且无发热，所以基本排除水痘的可能性。

◉ 水痘的原因

水痘多于冬春季节发生，传染性非常强，孩子免疫功能发育尚未完全，因此很容易感染水痘。1 ~ 4岁儿童是易感人群，整个儿童期都可能患上此症。既然提起水痘，我们就来说一下预防水痘的具体方法：水痘高发时，尽量避免带孩子到人多处；确保孩子的睡眠质量；给孩子多吃清淡、易消化食物，可以给孩子熬点绿豆菊花汤喝。

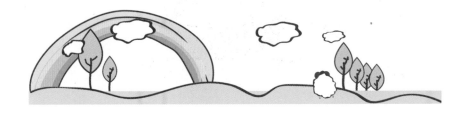

防治水痘小验方

绿豆菊花汤：将绿豆200克、菊花3克清洗干净，沥干水分，放进锅内；倒入适量开水没过绿豆，大火煮开后转成中火；至水将要烧干时，倒入大量开水，盖上锅盖，继续煮20分钟左右；等到绿豆酥烂，汤呈碧绿色，加入适量冰糖即可。连服3天。

✳ 偏方其实不神秘

绿豆、菊花有清热解毒之功，经常喝绿豆汤能有效预防水痘。不过不能盲目、大量地让孩子喝绿豆汤。绿豆性凉，体质虚寒的孩子不可频繁饮用。

小儿风疹疼痒难耐，地肤子汁来解忧

记得有一次，一位年轻的妈妈带着孩子来诊所看病。原来，孩子的身上长出了风疹，又痒又痛，校方将孩子隔离，担心他会将风疹传染给其他同学。孩子不能上学，妈妈非常着急，问我有没有什么有效的方子能帮助孩子治愈风疹。

我对孩子的妈妈说："你不用着急，给她熬些地肤子汁擦洗出疹子的地方就可以了，每天连续用几次。"

孩子的妈妈回家之后按方实施，没过几天，孩子的风疹就退去了，孩子终于又能上学了。

🍊 风疹的原因

风疹为感受风疹病毒所致的急性出疹性疾病，中医称其为风痧；其主要特点为：轻度发热、咳嗽，皮肤上出现淡红色斑丘疹，耳后和枕部淋巴结肿大，一年四季皆可发病，多出现在秋冬季节，容易发生在 1～5 岁的孩子身上。一般情况下症状较轻，恢复迅速，少见并发症，预后良好，病症痊愈后能获得持久性免疫。孕妇妊娠早期发生此病会损害胚胎，或诱发流产、死胎，或导致儿童出生之后患先天性心脏病、白内障、脑发育障碍等。

患儿出现不同程度发热，或轻微咳嗽；发热一天之后，皮肤生出淡红色皮疹，一天之后遍及全身，手掌、足底大都无疹，耳后、枕部能触及肿大的淋巴结，皮疹退后皮肤无色素沉着、脱皮和脱屑。

风疹属发热出疹性传染病，风疹患者、无症状带毒患者、先天性风疹患者均为传染源。传染期是发病前 5～7 天至发病后 3～5 天。病原体从口、鼻、眼部的分泌物直接传给周围的人，也可通过呼吸道飞沫散播传染，人和人之间密切接触也会发生传染。

小偏方

治疗风疹小验方

地肤子汁： 地肤子 16 克，白蒺藜 16 克，浮萍 15 克，川椒 3 克，苦参 10 克，一同放入锅中煎汁。过滤取汁，用其汁清洗皮肤瘙痒处，每天连续洗几次，连洗 3 天。

🍊 偏方其实不神秘

地肤子汁有清热解毒之功，适合小儿风疹。地肤子味苦辛、性寒，归肾经和膀胱经，有利尿通淋、清热利湿之功，可清除皮肤内的湿热和风邪，进而止痒，治疗风疹、湿疹；白蒺藜味苦辛、性平，入肝经，有平肝解郁、祛风明目之功，可治疗肝郁胁痛、风热头痛、目赤肿痛、皮肤瘙痒等症；浮萍、川椒、苦参都有清热消毒、止痒之功。

患儿发热期间应当多卧床休息，保持室内空气清新；饮食注意清淡、易消化，尽量避免吃煎炸食品，可适当吃些绿豆、番茄、莲藕、雪梨等有清热凉血之功的食物。

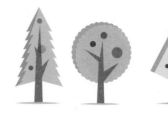

小儿长痱子，就喝清痱汤

记得有一年夏天，天气炎热，7岁的外甥小友和同伴出去玩耍，从午饭后出去，直到吃晚饭时才回家。回家之后，小友一直喊着有东西在扎自己。姐姐帮他脱掉上衣一看，前胸处长满了痱子，姐姐又气又心疼。我让姐姐拿来干净的毛巾，擦净小友的身体，之后给他涂了点爽身粉。我又嘱咐姐姐给小友熬些清痱汤喝。

就这样外敷内服，第二天小友的痱子退了不少。我嘱咐姐姐，要经常给小友换洗衣物，如果他的身上出了很多汗，要及时帮他擦净汗水；最好选择棉质、吸水性好的衣服。再有，早上11：00到下午2：00这段时间太阳最毒，最好不要让小友出去玩耍。家里种薄荷的话，也可以用薄荷水给孩子擦洗身体。

🌓 孩子长痱子的原因

夏季天气炎热，空气的湿度比较大，如果孩子身体中的汗液不能及时排出体外，滞留在体内就会渗到皮肤周围的组织中，产生痱子。中医称痱子为"汗疹"，认为痱子为湿郁腠理、热蕴肌肤导致的，很容易出现在颈部、胸前、后背、肘窝、腋窝等处。孩子的肌肤娇嫩，所以很容易产生痱子。最开始时，痱子只是针尖大小的红色丘疹、丘疱疹，非常密集。生痱子之后患处会刺痒、疼痛，孩子可能会去挠，父母必须制止孩子抓挠，否则会诱发感染。

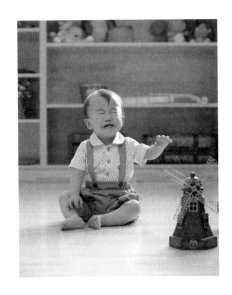

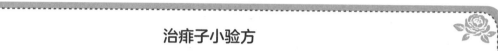

治痱子小验方

清痱汤： 取豇豆20克、绿豆30克、鲜荷叶10克、荆芥穗10克，先将豇豆和绿豆清洗干净之后泡涨，放到锅中，倒入适量清水，煮15分钟；再放入清洗干净的鲜荷叶、荆芥穗煮5分钟，过滤去渣、留汤；用白糖调和均匀，代茶饮用，每日适量，连服3天。

薄荷水： 取薄荷10克放入锅中，倒入适量清水煮5～8分钟，放温之后每天晚上用其擦洗患处。

✺ 偏方其实不神秘

方一中豇豆、绿豆、荷叶均有清热解毒、健脾利湿之功，荆芥穗祛风止痒。各药相配有助于除痱，不过豇豆不能过量食用，否则会导致腹胀。

方二中薄荷有疏风散热之功，有助于缓解皮肤瘙痒。

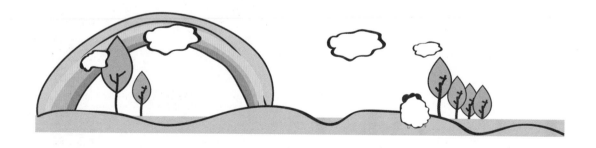

孩子得了猩红热，就用牛蒡粥和绿豆百合粥

记得有一次，朋友突然打电话过来，说自己的孩子得了猩红热，住了几天院，今天刚接回家。孩子身上长了很多疹子，整天窝在家里不出门，你能开点有效的小偏方帮孩子除疹吗？小儿猩红热为常见传染病，必须要小心护理。朋友的儿子已经到了恢复期，采取适当的食疗方就可以了。我给朋友推荐的食疗方是牛蒡粥、百合绿豆粥。

✿ 猩红热的原因

小儿猩红热为常见的急性呼吸道传染病，主要表现为：发热、咽峡炎、全身弥漫性鲜红色皮疹，疹退后出现脱屑。此病一年四季均可发生，冬春季节发病率相对较高，容易发生在 5 ~ 15 岁的孩子身上。此病流行之时，儿童要避免到公共场所去。

小偏方

治猩红热小验方

牛蒡粥：牛蒡子 10 克，粳米 50 克，将牛蒡子放入锅中煎汁，过滤去渣；放入粳米，倒入适量清水，熬粥；吃的时候放入适量冰糖。连服 3 天。

百合绿豆粥：百合 10 克，绿豆 20 克，薏苡仁 30 克，将上述食材一同放入锅中熬粥，调入适量冰糖即可。连服 3 天。

✿ 偏方其实不神秘

牛蒡粥中的牛蒡子味苦辛、性寒，归肺经和胃经，有疏散风热、清热解毒、透疹宣肺、利咽散肿之功。

百合绿豆粥中的百合有清火、润肺、安神之功；绿豆可清热解毒、消肿散翳；薏苡仁味甘淡、性微寒，可健脾利湿、清热排脓。

日常生活中，家中儿童发生猩红热时应当及早隔离，餐具、玩具都要消毒。咽痛的孩子可用生理盐水漱口。

竹叶扁豆汤，防治小儿手足口病效果好

记得有一次，一位六十岁出头的老奶奶带着一个四岁半的孩子来到诊所。老人家告诉我，孩子现在连咽饭都困难了。只见孩子脸色涨红，手心、脚背、口腔黏膜上满是疱疹。老奶奶非常着急，她告诉我，孩子前两天有些发热，今天身上长出了这么多水疱。我告诉孩子的奶奶："孩子患的是手足口病。"我给孩子开了些竹叶扁豆汤，让孩子的奶奶熬煮后给孩子服下，每天1剂，分两次服。等孩子身上的疱疹消退后，让孩子喝些荷叶粥调理脾胃。

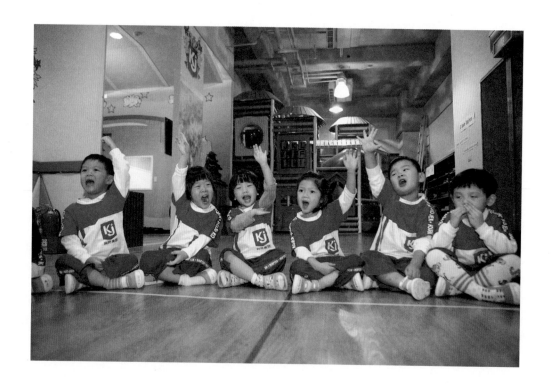

❋ 关于手足口病

手足口病为婴儿和儿童的常见疾病，主要表现为发热、口腔溃疡、疱疹；最开始表现为低热、食欲下降、咽痛。发热 1 ～ 2 天后，患儿会出现皮肤丘疹、疱疹，疹子多发生在手掌、足底，也可能发生在臀部。

调理手足口病小验方

竹叶扁豆汤： 竹叶 20 片，灯芯草 5 根，扁豆 15 克，滑石粉 6 克，一同放入锅中煎汁，调入少许糖即可。连服 3 天。

荷叶粥： 取鲜荷叶两张、茯苓 10 克、大米 50 克，荷叶洗净后切碎，和茯苓、大米一同熬煮成粥。连服 3 天。

❋ 偏方其实不神秘

中医认为，手足口病为外感时邪侵袭机体，导致脾胃蕴热，熏蒸皮肤而致，治疗当清热泻脾、解毒凉血。

竹叶扁豆汤中的竹叶可清热除烦、生津利尿，能够治疗热病烦渴、小儿惊痫、口糜舌疮；灯芯草味甘淡、性微寒，归心经、肺经、小肠经和膀胱经，有利水通淋、清心降火之功，能够治疗淋病、水肿、小便不利、尿少涩痛、湿热黄疸、小儿夜啼、喉痹、口舌生疮、创伤；扁豆味甘，入脾、胃经，补脾却不滋腻，除湿却不燥烈；滑石粉味甘淡、性寒，归膀胱、肺、胃经，有利尿通淋、清热解暑、祛湿敛疮之功。荷叶粥有清热利湿、健脾和胃之功。

患儿饮食上要尽量清淡，饮食温度不能过高，以免刺激破溃处，诱发疼痛，使伤口不易愈合。

仙人掌黄瓜藤，治小儿脓疱疮疗效好

十几年前，我当时还在农村。一天，同村的王婶带着自己3岁的孙女来看病，孩子的胳膊和腿的腋窝处长了些脓疱。

当时农村的医药还很缺乏，我安慰王婶别着急，让她回去之后把干黄瓜藤碾成粉末敷在孩子的患处，每天敷3~5次。并且嘱咐孩子千万不可用力抓。其实，如果家里有仙人掌的话，也可以直接捣些仙人掌汁敷在患处。用鱼腥草汁熏洗效果也是不错的。

大概1个星期之后，王婶带着小孙女前来复诊。孩子恢复很好，胳膊和腿上的脓疱已经痊愈。

◉ 发生脓疱疮的原因

小儿脓疱疮又名"黄水疮""天疱疮"，是一种急性、接触性、传染性皮肤病，婴幼儿很容易感染此病，一般为金黄色葡萄球菌诱发。脓疱壁非常薄，易碰破，破溃之后会流水结痂，同时脓疹向周围蔓延。

常见的小儿脓疱疮主要包括两种，一种为大疱型脓疱疮。此型为金黄色葡萄球菌感染所致，发病迅速，最开始是红斑或水疱，之后迅速变成脓疱，从米粒大变到黄豆大；周围存在红晕，疱壁松弛，疱中脓汁沉积在疱底，上面是透明液体，呈半月形；疱膜破裂之后露出糜烂面，干燥之后会变成蜜黄色脓痂。此症多出现在2~6岁儿童身上，容易发生在面部、头部、四肢等处，可能会波及全身，搔抓之后容易感染。

还有一种叫脓痂型脓疱疮，此型为溶血性链球菌导致，也可能是和金黄色葡萄球菌混合感染所致。主要特征：在红斑基础上出现薄壁水疱，

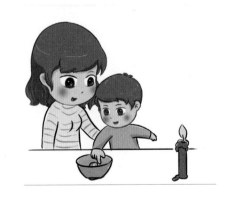

之后迅速转变成脓疱，脓汁黏稠，周围红晕明显；脓疱破裂后的渗液干燥之后会形成蜜黄色厚痂，痂不断扩张，和邻近皮损融合。此型脓疱疮容易出现在面部，特别是口周和鼻周、耳郭处，也可能发生在四肢上。此型脓疱疹瘙痒明显，搔破后感染其他部位，进而出现新脓疱；陈旧结痂通常会持续 6 ~ 10 天，之后自然脱落、痊愈，不会留下瘢痕。

小偏方

治脓疱疮小验方

黄瓜藤敷粉： 取黄瓜藤 20 克，清洗干净，焙干之后碾成粉末状，倒入适量香油调和成糊状，敷在患处，连敷 3 天。

仙人掌汁： 取仙人掌适量，去皮后捣成汁，敷在患处即可，连敷 3 天。

鱼腥草汁： 取鲜鱼腥草 250 克、蒲公英 10 克，清洗干净后放入锅中，倒入 3000 毫升清水，煎煮至 2000 毫升；将其倒进洗脸盆中熏蒸疮面，等到温度适宜的时候用毛巾蘸取药液，趁热敷在患处，同时反复清洗疮面。每次熏 20 分钟即可，连用 3 天。

✸ 偏方其实不神秘

黄瓜藤敷粉中的黄瓜藤是葫芦科植物黄瓜的茎，味苦、性凉，归膀胱经、大肠经、小肠经，有利水通淋、燥湿疗疮、清热止痢之功，能够治疗痢疾、淋病、黄水疮等症。

仙人掌汁中的仙人掌味苦涩、性寒，归心经、肺经和胃经，有清热解毒、舒筋活络、散瘀消肿、解肠毒、凉血止痛之功。外敷能够治疗流行性腮腺炎、乳腺炎、痈疖肿毒、痔疮、烧烫伤等。鱼腥草汁中的鱼腥草味苦、性微寒，归肺经、膀胱经、大肠经，有清热解毒、排脓消痈、利尿通淋之功。蒲公英味苦甘、性寒，入肝、胃经，为解热凉血之要药。

脓疱疮是一种传染性皮肤病，千万不可让孩子用手去抓，否则，抓破的黄水还会感染其他地方而长出脓疱。尽量不要让患儿与其他孩子接触；孩子穿过的衣服，用过的床单、被罩、毛巾、玩具等，均要进行消毒，被褥要放到烈日下暴晒，孩子衣物要勤换洗。小儿脓疱疮应当以预防为主，保持好环境及个人卫生即可避免此症。应当给孩子穿宽松的棉质睡衣，不宜裸身包裹于襁褓之中，防止皮肤和皮肤紧贴，使局部变得潮湿，细菌趁机侵入体内，引发感染。勤给孩子洗澡，勤换内衣，洗澡之后注意擦干颈部、耳后、腋下等处，保持孩子皮肤洁净、干燥。体弱儿童应当注意均衡营养，以增强体质，提高自身抗病能力。

感冒发热出红疹，紫草水擦洗效果好

菁菁是我的小侄女，记得菁菁刚满一周岁的时候，突然得了急疹，全身满是红疹子。当时哥哥、嫂子急坏了，赶忙把我叫回家。其实，幼儿急疹只要烧退疹出，通常不会留下什么后遗症。看着哥哥、嫂子一脸的焦急，我给他们推荐了两个小偏方，让他们照方尝试，回家后用。

紫草水涂擦患处，同时熬蝉蜕粥给孩子喝下。哥哥、嫂子一听有方可治，紧皱的眉头立刻舒展开来。3天之后，小侄女就痊愈了。

发生幼儿急疹的原因

幼儿急疹又名玫瑰疹，是小儿常见病毒感染性疾病，其主要特点为：婴幼儿高热 3 ~ 5 天，体温突然下降，皮肤出现玫瑰红色的斑丘疹。此病一年四季都有可能发生，冬季的发生概率最高。此病可通过唾液和血液传播，发病之后，患儿会获得终身免疫力。

小偏方

应对幼儿急疹小验方

紫草水：取紫草、生茜草、地肤子各 15 克，一同放入锅中煎半小时左右，等到水变温之后用其洗擦患处就可以了。

蝉蜕粥：蝉蜕 5 克，玫瑰花 5 克，粳米 50 克；把蝉蜕清洗干净，去除杂质，晒干之后研成细末，和玫瑰花、粳米一同熬煮成粥。也可以等玫瑰花粥快要熟时放入蝉蜕细末，熬煮至沸即可。每天吃两次。

❀ 偏方其实不神秘

紫草水中的紫草味甘咸、性寒，归心经和肝经，有凉血活血、解毒透疹之功；茜草凉血活血；地肤子味苦辛、性寒，归肾经、膀胱经，有利尿通淋、清热利湿之功，可消除肌肤之湿热和风邪，进而止痒，善治风疹与湿疹。

蝉蜕粥中的蝉蜕味甘、性寒，归肺经和肝经，有散风除热、利咽透疹、退翳解痉之功，能够治疗风热感冒、咽痛喑哑、麻疹不透、风疹瘙痒、目赤翳障、惊风抽搐、破伤风等；玫瑰花味甘微苦、性温，归肝、脾经，能行气解郁，和血止痛。

孩子发生高热要及时降温，同时应用适当的退热剂，以免高热惊厥；患儿最好卧床休息，保持室内空气流通，防止过热、过冷。到目前为止，尚未发现有效预防幼儿急疹的方法。

中药外洗方，有效防治湿疹

婴儿刚出生时皮肤滑溜溜、水嫩嫩的，可有的婴儿会在一两个月大的时候出现湿疹，着实让家人着急。

去年夏天，诊所里来了个二十七八岁的女士，抱着一个多月大的小婴儿，婴儿脸上长满了红疹，有些疹子还流出了黄水。孩子的妈妈告诉我，之前给孩子涂过一些治疗湿疹的软膏，可效果并不是很好。

我给那位妈妈推荐了一个偏方——用白鲜皮和白蒺藜煎水给孩子洗脸。她回去之后，按照我教给她的方法操作，孩子的湿疹就慢慢痊愈了。

如果湿疹症状较轻，可以在初期用生理盐水为孩子洁面，之后用蛋黄油涂抹其患处。通常初发的、小面积湿疹在涂抹两三天后，局部发红、瘙痒即可减轻。

◉ 婴儿湿疹

婴儿湿疹俗称奶癣。婴幼儿皮肤发育尚未完全，皮肤表皮角质层薄，对各种刺激敏感，易发生过敏反应。此外，食物也可能诱发过敏。如果孕妇怀孕期间及产后摄入高蛋白的海鲜过多，孩子更易发生湿疹。

非母乳喂养、吃奶粉的孩子易上火，若这段时间内孩子出现奶癣，父母可以换其他牌子的奶粉给孩子吃。

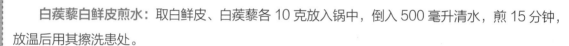

小偏方

疗湿疹小验方

白蒺藜白鲜皮煎水： 取白鲜皮、白蒺藜各 10 克放入锅中，倒入 500 毫升清水，煎 15 分钟，放温后用其擦洗患处。

蛋黄油： 取鸡蛋 3 ~ 4 枚，放到锅中煮熟；取出蛋黄，放到铁锅中用勺子压碎；将锅置于小火上煎熬，蛋黄从黄色变成棕色或黑色时会发出"吱吱"声，同时有油溢出；把蛋黄倒进纱布内包好，拧紧纱布，放到碗内，用擀面杖的一头用力挤压蛋黄包，这时会看到蛋黄油沿着碗壁流下来。用蛋黄油涂擦患处。

◉ 偏方其实不神秘

白鲜皮有清热燥湿、解毒止痒之功；白蒺藜能够有效治疗皮肤瘙痒。蛋黄油有清热润肤、消炎止痛、收敛生肌、保护疮面之功。

在为孩子添加辅食时，应当一样一样地添加，如果发现孩子对某种食物过敏，下次就应该避免让孩子吃该种食物。

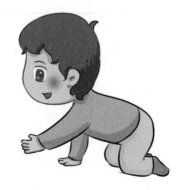

小儿后背痘痘痒，芙蓉叶儿来帮忙

一天，李芳带着5岁的女儿晓晓来到诊所，原来，晓晓的前额发际处长了很多痘痘。李芳说，这些痘痘挤的时候会挤出些类似油脂粒的东西，有的痘痘中间还有毛发。我掀开晓晓的上衣，发现她的后背上长有类似青春痘的红疙瘩。李芳告诉我，之前给晓晓涂了些湿疹膏，但是没什么效果。我看这些痘痘不像湿疹，更像是毛囊炎。

刚好小区的绿化区种植了芙蓉花，我让李芳去采些芙蓉叶，把芙蓉叶捣烂，混入少量青黛粉，兑少量碘伏，将其敷于患处，每天1次。我同时嘱咐李芳，回去之后要注意晓晓的个人卫生，不能让她抓挠患处；洗澡的时候要把患处冲洗干净，千万不可残留洗发液、沐浴露等；平时避免让孩子吃刺激性食品、动物脂肪等，保持孩子排便畅通。一段时间后，当我再看到晓晓时，发现晓晓身上的痘痘已经不见了。

若毛囊炎初起，可以给孩子涂些碘伏，晚上涂，第二天清早将其清洗干净，连续涂1~2天即可见效。

孩子背上长痘的原因

湿疹和毛囊炎有些相似，但湿疹是一种变态反应性皮肤病，主要表现为：瘙痒、糜烂渗出，常呈对称性。毛囊炎是一种化脓性疾病，主要表现为患处红、肿、热、痛，大都呈单发性，痘疹一般长在生长毛发的毛囊处。

中医认为，毛囊炎大都是湿热内蕴而致。浅层毛囊炎症状不显著，看上去如同粉刺一般；深层毛囊炎会出现较大脓包，能挤出脓液，常常有疼痛感。

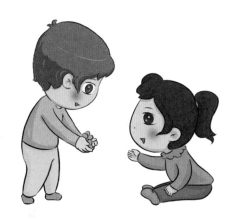

小偏方

除痘小验方

芙蓉叶加碘伏：取 1 小把芙蓉叶，清洗干净后晾干、捣烂，混入少量青黛粉，兑少量碘伏，将其敷于患处即可，每天 1 次，至痊愈。找不到芙蓉叶可以用五倍子粉来代替，买五倍子粉，和蛋黄油一起和匀，涂于患处，每天涂 1~2 次。连用 3 天。

✺ 偏方其实不神秘

芙蓉叶、青黛均有凉血止血、清热解毒、活血消肿之功，因此，其治疗毛囊炎的效果非常好。

无论孩子长的是什么样的痘痘，家长都不能让孩子养成挤痘痘的习惯，尤其是在三角区部位。面部三角区指两侧口角到鼻根连线处形成的三角区。此部位血管丰富，有很多血管通向大脑。一旦损伤或感染，细菌及其毒素就会传至大脑，诱发脑膜炎、血栓性静脉炎等，甚至诱发败血症、毒血症，危及生命安全。

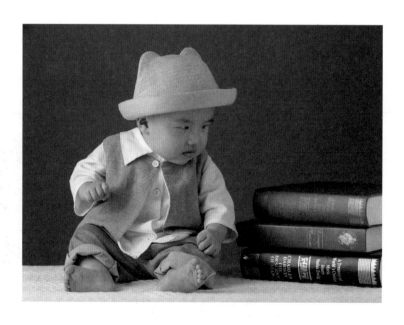

额头长瘊子，治疗偏方真不少

记得有一次，我的一个朋友带着她 8 岁的女儿兰兰来给我拜年。偶然之间，我发现兰兰的额头上有几个瘊子，好像一个个小肉球，不过都不大。仔细一问才得知，朋友早就发现女儿额头的肉球了，可是问了好几个医生，都不知道怎么去治。朋友还说，女儿因为额头的这几个肉球没少让学校里的同学嘲笑，常常因此哭着跑回家，做妈妈的也很是无奈。

我给朋友推荐了几个治疗瘊子的偏方：马齿苋汁、鲜蒲公英汁、大蒜汁涂擦，根据需要选择其中的一个偏方就可以了。

朋友回家之后给兰兰涂了些马齿苋汁，连续涂抹两星期之后，朋友打电话告诉我，兰兰额头的瘊子已经全好了。

◉ 额头长瘊子的原因

瘊子是民间对丝状疣、指状疣、扁平疣、跖疣、尖锐湿疣的统称，其专业术语为寻常疣，中医称其为千日疮，是病毒感染所致的皮肤病。瘊子容易出现在面部和手背。起初在正常皮肤上长出针头大小的丘疹，慢慢地长至黄豆大小，甚至更大，边界清楚，表面干燥、粗糙，乳头样增生，高低不一，强行剥离容易出血，数目不一；最开始是一个，自身接种之后会慢慢增加数目。

疣体呈细丝状突起，顶端角化的是丝状疣，多出现在颈部、眼睑，多单发；疣体表面呈参差不齐的指状突起为指状疣，多出现在面部；发生在足底及其边缘的寻常疣统称跖疣。

中医认为，寻常疣为肝失调养，血枯生燥，发于肌肤，又兼风毒之邪相乘，致血瘀，肌肤不润，应当从养血润燥、清热解毒两方面着手治疗。

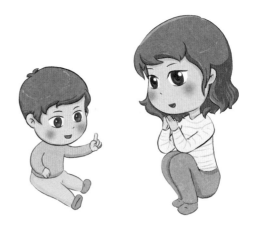

祛瘊小验方

马齿苋汁：取干马齿苋 100 克、紫草 20 克放入锅中，加适量清水煎汁，清洗患处；同时用马齿苋药渣外敷患处，每天 4～6 次，每次敷 10～15 分钟，一星期为 1 个疗程。通常连续用 1～2 个疗程就能痊愈。也可直接用鲜马齿苋擦涂患处至潮红，每天涂两次，连续涂 10 天。

鲜蒲公英汁：取新鲜蒲公英 100 克，折断花茎流出乳白色液体，蘸液体在瘊子生长处反复涂抹，每天涂 1～2 次，连续涂 10 天左右。

大蒜汁：取大蒜瓣切成小块，用切口处涂擦长瘊子处，至瘊子消失。

❋ 偏方其实不神秘

马齿苋有清热利湿、解毒消肿、止渴利尿之功；紫草苦寒，入心包经、肝经，凉血解毒，有消炎、抗肿瘤作用。马齿苋与紫草合用，内服或捣汁外敷能治痈肿。鲜蒲公英味甘微苦、性平，入脾经、胃经和肾经，有清热解毒、消肿散结之功。大蒜味辛甘、性温，归脾经、胃经和肺经，有杀毒止痒之功。

西医治疗寻常疣的方法很多，不过效果并不是很好，治愈率较低，大都治标不治本，无法杀灭致病病毒，易复发。

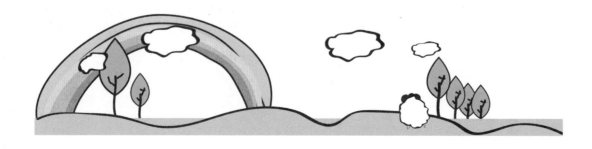

孩子患上过敏性皮炎，试试地骨皮乌梅汤

记得有一次，一位女士领着一个 7 岁的小男孩来诊所看病。小男孩大大的眼睛，浓浓的眉毛，皮肤白皙，可就是脸上长有很多红色斑点。孩子的妈妈一脸焦急，问我有没有办法帮孩子治疗。

我看了看，发现孩子的脸上有很清楚的红斑，面颊、眼睛周围有米粒大小的红点，少数地方出现水疱和糜烂。我问孩子痛不痛，孩子摇了摇头，说了句："很痒。"

我又转过头去问孩子的妈妈："孩子以前发生过敏吗？家里大人有没有过敏的？"孩子的妈妈略微思索了一会儿，回答说："我曾经过敏，但是好了之后就再也没有复发过。"

由此我断定，孩子出现的是过敏性皮炎。我并没有给孩子开什么抗过敏的药物，而是给他推荐了一款药膳——地骨皮乌梅汤。

并且，我还嘱咐那位女士回去之后让孩子多喝些牛奶，吃些淡水鱼、豆制品、新鲜果蔬，提升皮肤抵抗力；尽量少吃或不吃咸水鱼、虾、蟹等容易导致过敏的食物；不能用太热的水洗脸，防止刺激皮肤，也不能使用香皂。

过敏性皮炎的原因

小儿过敏性皮炎为接触过敏性抗原导致的皮肤过敏反应，主要为人体接触某些过敏原之后导致的皮肤红肿、发痒、风团、脱皮等症。过敏原可分成接触过敏原、吸入过敏原、食入过敏原、注射入过敏原四类。每类过敏原都可能引起相应过敏反应，主要表现包括：皮炎、湿疹、荨麻疹。出现过敏性皮炎的时候，要尽快找出过敏原因，做好护理，及早治疗。

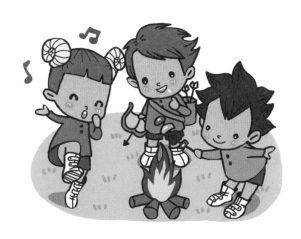

治过敏性皮炎小验方

地骨皮乌梅汤： 地骨皮、夜交藤各 10 克，乌梅 6 克，公丁香 2 克，白芍药 5 克，一同放入锅中，倒入适量清水煎汁。每天服 1 剂，早、晚各服 1 次，连服 3 天。

❋ 偏方其实不神秘

地骨皮乌梅汤有祛风止痒之功，适合过敏性皮炎的患儿服用。方中地骨皮味甘、性寒，归肺经、肝经和肾经，有凉血除蒸、清肺降火之功，常用于治疗阴虚潮热、骨蒸盗汗、肺热咳嗽、咯血、衄血、内热消渴等症；夜交藤可养心安神、通络祛风，治疗失眠、劳伤、多汗、血虚身痛、风疮疥癣等症；丁香味辛、性温，入肺经、脾经、胃经和肾经，有温中、暖肾、降逆之功，能够治疗呃逆、呕吐、反胃、痢疾、疝气、癣症等。

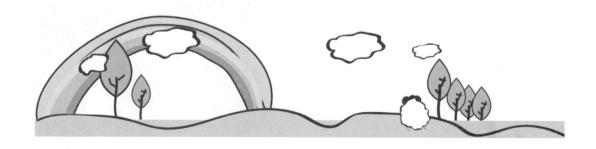

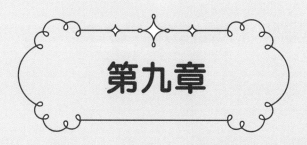

第九章

五官疾病小偏方，保护"爱面子"的小朋友

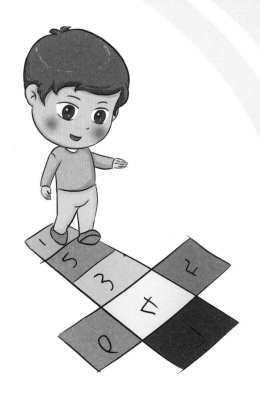

蝉柏射干水泡脚，口腔溃疡马上好

杰杰今年6岁，已经上幼儿园中班。前几天，妈妈突然发现杰杰吃饭的时候没有胃口，开始没在意，可眼看着杰杰的小脸消瘦下去，妈妈有些着急。

看到孩子什么都不愿意吃，妈妈就带着孩子来到诊所。我问杰杰哪里不舒服，杰杰指了指嘴巴，我赶忙扒开孩子的嘴，发现他的嘴里长满了溃疡。

我问杰杰的妈妈他最近吃了什么，她想了想说："前一段时间正赶上过节，家里整天大鱼大肉，有肉的时候，杰杰几乎不吃青菜。"听到她这些叙述，我大概明白了，孩子的口腔溃疡主要是过食肉类、油炸食品而致，通俗地说就是上火了。

大人上火吃些清热解毒药即可，可孩子上火就不能再吃这样的药了，因为孩子的脾胃娇嫩，吃这样的药易伤脾胃，导致腹泻，所以我给她推荐了一个简单的方法：蝉蜕5个，黄柏、射干、竹叶、生地各10克，倒入1000毫升水，煮20分钟左右，放温后给孩子泡脚，每天1次，至痊愈。同时嘱咐她，每天用金银花泡水，让孩子漱口，辅助治疗溃疡。告诉她回去之后让孩子多吃些新鲜果蔬，尤其是绿叶蔬菜，为孩子补充维生素B_2。杰杰的妈妈回家之后按照我教给她的方法操作，没过几天，杰杰的口腔溃疡就痊愈了。

❀ 口腔溃疡的原因

口腔溃疡为发生于口腔黏膜上的浅表性溃疡，呈米粒到黄豆大小，圆形或卵圆形，溃疡面内凹，周围充血；吃饭、说话的时候会产生疼痛感。虽然通常一两个星期内即可自愈，可最让人烦恼的是口腔溃疡的反复发作。口腔溃疡的诱因很多，包括缺乏维生素、精神紧张、吃了上火的食物等。对于孩子来说，多数疾病都和吃有关。

孩子的脾胃功能较弱，虽然能吃下很多食物，但不一定能顺利消化，转化为营养物质，这些食物大都未经过脾胃消化就化为了郁热，热邪灼伤口腔，诱发口腔溃疡。

治口腔溃疡小验方

蝉柏射干水： 蝉蜕 5 个，黄柏、射干、竹叶、生地各 10 克，倒入 1000 毫升水中，煮 20 分钟左右，放温后泡脚 20 分钟，每天 1 次，至痊愈。

◈ 偏方其实不神秘

蝉蜕有疏散风热之功，黄柏可清热燥湿，射干清热解毒，竹叶清心火，生地清肾火，引火归元。五药合用，治疗口腔溃疡。

腮腺肿很苦恼，好药试身手

记得有一次，一位妈妈带着 5 岁的孩子来诊所。那位妈妈告诉我，孩子平时的身体状况还不错，可是最近几天孩子的脸突然肿了起来，现在疼得不愿意张嘴吃饭了。孩子的妈妈非常着急，让我给孩子开些药缓解孩子的疼痛。我摸了摸孩子的腮腺，感觉肿胀处有些发热，我一碰他就躲躲闪闪。很明显，孩子患的是腮腺炎。孩子妈妈说，孩子在患此病前两天就开始胃口变差，而且

耳下疼痛。我嘱咐孩子的妈妈，最好让孩子吃些流质食品，还可让孩子食用有清热解毒之功的绿豆汤、藕粉、白菜、萝卜等。我让孩子妈妈回去之后将仙人掌削掉外皮，切成和肿胀处面积大小相同的薄片，敷于患处，每天敷 3 次。我又嘱咐她回去之后给孩子熬些板蓝根银花汤，每天 1 剂，分成 3 次服用，连服 5 天。大概一个星期后，孩子妈妈打电话给我，告诉我孩子的症状基本消失。

✺ 腮腺肿的原因

　　小儿腮腺肿为腮腺炎病毒导致的急性呼吸道传染病，儿童为易感人群。腮腺炎虽然并非什么严重疾病，不过对于腮腺炎所致的并发症必须提高警惕。最初发病时，患儿耳下部位突然肿大，少数患儿腮腺肿大前 1～2 天有发热。肿胀以耳垂作为中心，之后向四周扩散。肿胀处皮肤表面通常不红，触摸有压痛，用力张口咀嚼会加重疼痛。此病并发症包括脑膜炎、睾丸炎、急性胰腺炎等。腮腺肿大通常持续 4～5 天会慢慢消退，周身不适症状也会慢慢减轻。通常情况下，腮腺炎患儿可顺利康复，不过少数患儿会出现并发症。

治腮腺肿小验方

　　仙人掌鲜敷：将仙人掌削掉皮、刺，切成和肿块面积大小相同的薄片，敷于患处，每天敷 3 次。

✺ 偏方其实不神秘

　　仙人掌味淡、性寒，有行气活血、清热解毒、消肿止痛之功，外用能治疗腮腺炎。板蓝根银花汤中的板蓝根有抗病毒之功；金银花性寒、味甘，入肺经、心经和胃经，能清热解毒、抗炎；紫草可凉血解毒。

　　腮腺炎会导致患儿张口疼痛，因此患儿的胃口一般不好。为了促进患儿及早恢复健康，家长应当精心调理孩子的饮食，多给孩子吃流食、半流食，比如稀粥烂饭，多喝温开水、淡盐水，确保水分供应充足，进而促进腮腺管管口炎症消退；吃酸性食物会促进腮腺分泌，加剧疼痛，所以患儿一定要忌食酸性食物、饮料；尽量避免吃鱼、虾、蟹等发物；还要避免吃辛辣、肥甘厚味等助湿生热之品；避免让孩子吃不容易消化的食物。

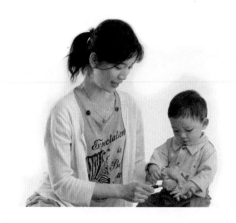

龋齿疼痛，穴位帮忙

杨杨今年 6 岁了，虽然还没换牙，但已经有好几颗牙黑掉了，常常牙痛。我告诉杨杨的妈妈，孩子已经长蛀牙了。

杨杨的妈妈告诉我，杨杨非常喜欢吃甜点，虽然知道甜食会损伤孩子的牙齿，可孩子撒起娇来谁也没有办法，如今后悔已经来不及了。

我给杨杨妈妈推荐了一个缓解孩子牙痛的方法：掐按孩子的合谷穴，每分钟掐 30 次即可。

有些家长认为乳牙早晚会掉，所以不怎么重视孩子乳牙的保养，其实这种观念并不正确。因为乳牙出现问题后，势必会影响到恒牙的生长。因此家长要让孩子从小养成认真刷牙的好习惯。

◉ 怎么就龋齿了

随着人们生活水平的提高，酸奶、蛋糕、饼干、果汁等甜点、甜饮陪着孩子成长，孩子很容易患上龋齿。

虽然各种奶制品营养丰富，但也会损伤牙齿，尤其是酸奶。酸奶中的乳酸杆菌容易和唾液中的食品残渣混合在一起，粘在牙齿表面和牙槽内形成菌斑，易导致牙釉质表面脱钙、溶解，诱发蛀牙。经常喝酸奶的孩子患龋齿的概率更大。

甜食黏附于牙面上，为牙菌斑内的致龋齿菌提供充足的养分，其代谢后产生的有机酸有非常强的致龋齿性。

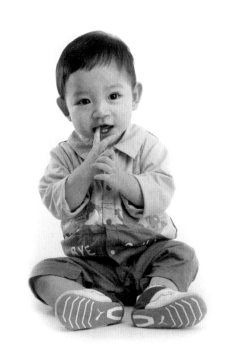

治龋小验方

合谷穴按摩法：掐合谷穴可为孩子止牙痛。合谷穴位于虎口处，找这个穴位很容易，将拇指和食指张成 45 度角，其位于骨头延长角交点处。每分钟按摩 30 次。

川椒贴压合谷穴：将川椒、白芷打粉混合，将其黏附到合谷穴上，5 分钟左右就能缓解牙痛。

⊛ 偏方其实不神秘

按摩合谷穴有镇静止痛、通经活络、解表泄热之功，川椒能杀虫、解毒、止痛，二者搭配，能够很好地缓解牙痛。

要注意，孩子食用柑橘类食物、饮料，30 分钟之后再刷牙。因为水果里面的柠檬酸会暂时削弱牙釉质，使得牙釉质变得脆弱，此时刷牙会严重损伤牙齿。坚果、洋葱、香菇等均可保护牙齿，可以适当让孩子多吃些。

密蒙花蝉蜕水，巧治结膜炎

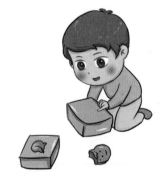

欣欣是周奶奶的孙女，今年刚 1 岁多。前几天的一个下午，周奶奶突然抱着欣欣来到诊所。她告诉我，欣欣最近常常揉眼睛，眼白发红，眼眵很多，这些天眼睛一直怕光，还一直哭。

经过一番检查，我断定孩子患上了结膜炎，即我们通常所说的红眼病。我给周奶奶推荐了一个偏方：密蒙花蝉蜕水。

孩子采用此法治疗两天之后，症状就得到了缓解。我嘱咐周奶奶，回去之后除了要用药水熏洗孩子的双眼外，还应当对孩子每天接触的玩具进行清洗和消毒。

❋ 结膜炎的原因

红眼病多发生于春秋季节。西医认为，结膜炎为病毒、细菌、过敏原等所致，若孩子的眼睛不适，并且伴随着咳嗽、发烧等症，多为病毒感染所致。对于新生儿来说，细菌性结膜炎最为常见，出现此类结膜炎最好及时去看医生。

过敏性结膜炎通常发生于特定季节，而且反复发生。主要表现为眼痒、异物感、干涩等，有的孩子会伴随着过敏性鼻炎、哮喘、过敏性皮炎等症。

小偏方

治结膜炎小验方

密蒙花蝉蜕水：将 5 只蝉蜕清洗干净，倒入 500 毫升清水烧沸，开小火煮 10 分钟，之后放入密蒙花 10 克、青葙子 10 克再煮 10 分钟，放温后洗眼、敷眼，每天两次，连洗两天。

❋ 偏方其实不神秘

密蒙花、青葙子、蝉蜕合用有祛风、凉血、润肝、明目之功，能够有效改善目赤肿痛，有效治疗病毒性结膜炎，对过敏性结膜炎也有一定的效果。防治过敏性结膜炎的时候除了要熏洗外，还应当尽量避免接触过敏原，如花粉、尘螨、动物毛发等。

红眼病是一种传染性疾病，通过接触传染，如果接触红眼病患者，或者用了他们用过的毛巾、脸盆、书籍、键盘、玩具等，均可能被传染上。一旦家里有孩子出现这种病症，家长应当让孩子卧床休息，保持室内通风，室内光线不能太亮，以免孩子受光线刺激而导致眼痛、流泪，加重病情。在此提醒家长们注意，此病感染期不能用热水敷眼，热敷会使结膜囊肿温度上升，加速细菌繁殖。眼睛充血严重、有灼烧感的时候，家长应适当对其进行冷敷，促进血管收缩，减轻充血、疼痛。此外，红眼病患儿还应当清淡饮食，多食新鲜果蔬，保持大便畅通，尽量不要让孩子吃发物，如牛羊肉、虾蟹等，因为此类食物易动风生火，阻碍红眼病之恢复。

一般情况下，护理得当，注意卫生，此病 1 ～ 2 周即可痊愈。这段时间内家长应当密切关注孩子的体温，看看孩子是否发烧，或淋巴结是否肿大。若孩子的体温超过 39℃，应当立即送孩子到医院诊治。

口腔疱疹不要慌，试试这款小偏方

强强今年 4 岁了，是刘阿姨的孙子。昨天强强突然发高烧，烧退之后，嘴角旁长出了很多水疱，喝奶、吃饭的时候疼痛难忍，哇哇大哭。以前活泼可爱的强强已经不像之前那样爱说爱笑了，变得烦躁不安。刘阿姨说，一定是口腔疱疹惹的祸。我看了一下，强强患的确实是疱疹性口腔炎。

我给刘阿姨推荐了一个偏方：冰片 5 克，板蓝根、吴茱萸、乌药各 10 克，捣成粉末状，用醋调和，敷到脚心处，每天换 1 次，至痊愈。

大概一个星期之后，强强嘴角的水疱就消失了，精神头也不错。我告诉刘阿姨，虽然强强已经有好转的迹象，但还是应该密切观察孩子的状况。不能小看疱疹性口腔炎，它属于全身性疾病，有时身体其他部位也会长疱疹。

⊛ 口腔疱疹的原因

疱疹性口腔炎通常发生在发热之后，主要为病毒引发，通常 1 ~ 2 周之后会逐渐痊愈。疱疹性口腔炎容易出现在 5 岁以下的孩子身上，特别是 6 个月到 2 岁的孩子最为常见。孩子抵抗力下降的时候很容易被病毒侵袭。

治疗口腔疱疹小验方

冰片吴萸粉： 冰片 5 克，板蓝根、吴茱萸、乌药各 10 克，捣成粉末状，用醋调和，敷到脚心处，每天换 1 次，至痊愈。

✦ 偏方其实不神秘

吴茱萸、乌药散寒止痛；板蓝根清热解毒，凉血消肿；冰片凉血消肿，去腐生肌。

若孩子反复出现此类病症，家长应当多给孩子吃锌含量丰富的食物，如牡蛎、果仁等；或是在医生指导下补充锌元素；同时让孩子多吃些 B 族维生素含量丰富的食物。

最后提醒家长们注意，如果孩子连续好几天高烧，精神状态不佳，应当及时将孩子送医院治疗。

孩子得了麦粒肿，两个偏方显神功

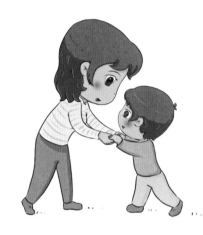

记得有一年春天，我带着外甥女在公园玩耍，突然，旁边有个小女孩儿吵着说眼睛又痒又痛，女孩儿的妈妈赶紧扒开孩子的眼睛，我和外甥女也凑了过去，只见那女孩儿的下眼睑肿了起来，长出个硬疙瘩。我告诉孩子的妈妈，别让孩子再触碰患处了，孩子长的是麦粒肿，也就是俗称的针眼。我给孩子的妈妈推荐了偏方，让她回去后给孩子试试。

麦粒肿初起，用清洗、消毒过的湿毛巾热敷即可，不过热敷温度不能太高。热敷可扩张血管，改善局部血液循环，促进炎症吸收。在水中加点盐效果更佳，因为淡盐水可消炎止痛。不过，如果已经有化脓趋势，则不能再热敷了。

有的孩子长麦粒肿之后会用手去挤，这样做是很危险的。我们的眼下静脉和海绵窦相交通，眼睑化脓一旦挤压，细菌易通过静脉回流到海绵窦，诱发严重后果。若麦粒肿发展至后期，红肿会慢慢扩大，几天之后，硬结顶端会出现黄白色脓点，破溃之后流出脓液，此时应当到医院让医生消毒，同时进行后期处理。

最好的方法是在麦粒肿化脓以前迅速处理。除了热敷之外，家长可以取一条小绳拴到孩子中指节处，此处即中缝穴。麦粒肿初起的时候，晚上用肤疾宁膏缠中缝穴，左眼麦粒肿扎右手中缝穴，右眼麦粒肿扎左手中缝穴，通常第二天早上起床的时候就能消肿。几天之后，当我再看到那位妈妈和她的孩子时，孩子的麦粒肿已经基本消失。

⊛ 麦粒肿的原因

一般情况下，麦粒肿会在短时间内形成，此时眼睑会感觉到痒，伴随着灼痛感。麦粒肿为睫毛毛囊附近皮脂腺或睑板腺处急性化脓性炎症，大都为金黄色葡萄球菌感染，为儿童常见眼病。健康人能很好地防御外界病菌侵袭，因此眼睑不易受细菌感染。儿童本身抵抗力就差，若哭闹或玩耍时常用脏手揉眼，细菌趁机进入眼内，诱发麦粒肿。

中医认为，此病主要是由于饮食不当，致使脾胃积热，热毒上攻眼睑，进而发病。

小偏方

治麦粒肿小验方

缠中缝穴： 用肤疾宁膏缠中指上的中缝穴，也就是中指中间的横纹处。晚上缠好，第二天将其去掉即可。

野菊花敷洗： 野菊花 8 朵，珍珠粉 0.3 克，放到干净的容器中，倒入 500 毫升沸水，泡 10 分钟后，用其敷洗患处。注意，不能让药液进入眼内。连敷两天。

⊛ 偏方其实不神秘

中缝穴有活血消瘀、止痛之功。野菊花有清热解毒、消肿明目之功，珍珠粉清肝、凉血、明目。麦粒肿通常会反复发作，平时注意眼部卫生，才能有效预防。

中耳炎，试试穴位按压加吹耳

毛毛是同小区梅阿姨的外孙。去年夏天，天气炎热，梅阿姨心疼孙子，就开了一晚上空调，谁知第二天毛毛就感冒发烧了。后来孩子烧退了，可到了晚上，孩子突然又哭又闹，双手捂住耳朵，说自己耳朵疼，这下可把梅阿姨急坏了，大晚上抱着孩子来到诊所。经过一番检查后，我断定毛毛患上了中耳炎。

梅阿姨一听是中耳炎，赶紧问我："会不会影响到孩子的听力啊？"我告诉梅阿姨："没事的，孩子的中耳炎发现及时，不会影响听力，我给你开一瓶利福平眼药水，每天滴三次，每次滴两滴。"

回去之后，梅阿姨给毛毛试用了两天眼药水，毛毛的疼痛已经明显得到缓解。其实除了这个方法外，还可用王不留行籽按压列缺穴。若中耳炎已经较为严重，可把鱼脑石、冰片研成粉末，轻轻吹到耳朵中。操作过程中，父母可用消毒棉球轻柔地清洁孩子的外耳道和自己的双手。

🍊 中耳炎的原因

小孩咽鼓管尚未发育完全，感冒时，鼻涕、细菌易通过咽鼓管逆行入耳，进而诱发中耳炎。多数孩子的中耳炎都由感冒引起。孩子患上中耳炎之后，最主要的表现就是耳朵痛。

孩子年纪还小，通常不会表达自己的不适，只是一味地哭闹、烦躁不安、揪耳朵，父母这时候要警惕孩子是不是患上了中耳炎。父母可以检查孩子的耳朵，看看是否有脓性分泌物，正常人的耳道应该是干燥的。

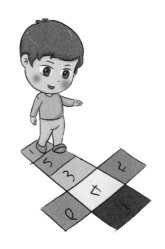

治中耳炎小验方

王不留行籽按压列缺穴：取适量王不留行籽，按压在列缺穴（位于腕横纹上1.5寸，靠近大拇指一侧）上，5分钟即可。

鱼脑石、冰片吹耳：取10克鱼脑石、8克冰片，碾碎之后压成粉末状，调和均匀，轻轻地吹到耳朵中，每天两次。连用两天。

◉ 偏方其实不神秘

王不留行籽按压列缺穴能缓解疼痛。列缺穴可治疗头颈部疾病，还能够很好地缓解耳内疼痛。

鱼脑石是石首鱼科动物大黄鱼或小黄鱼头骨内的耳石，有消炎之功；所添加的冰片有清热止痛之功，还可促进鱼脑石整体药性的渗透，充分发挥其药效。

多数孩子的中耳炎只要及时治疗，不会影响听力，所以父母不用太过担心。但是提醒家长们

注意一点，化脓或疼痛等症状消失并不等于说孩子的中耳炎就痊愈了。如果发现孩子看电视的时候把声音开得很大，或是对旁人的呼唤声反应迟钝，或是上课时不能集中注意力等，均说明孩子中耳炎尚未完全恢复。感冒不仅会诱发中耳炎，还会导致其他并发症。因此，孩子患感冒后要及早治疗。若孩子鼻塞严重，睡觉的时候要把孩子的头垫得高一些。若冬季室内温度很高，应该安装加湿器，以免空气干燥导致鼻腔干燥、发炎，累及耳朵。

平时要避免让孩子躺着吃奶，应该稍微抬高孩子的头部，以免奶水由耳咽管流入中耳，诱发中耳炎。

擤鼻涕的时候尽量避免两个鼻孔一同擤，因为这样容易诱发分泌性中耳炎。应该按着一侧擤另一侧，以减轻咽鼓管压力，还可借助滴鼻剂减轻鼻塞。

当外界产生巨大的声音时，家长应当让孩子捂住耳朵、张大嘴巴，防止巨大的声响冲击孩子的耳膜。此外，不能让孩子经常戴耳机，以免损害孩子的听力。

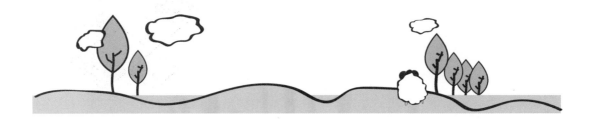

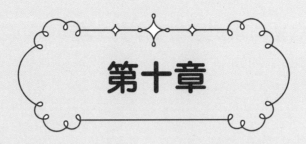

第十章

调理肠胃小偏方，保证孩子身体壮

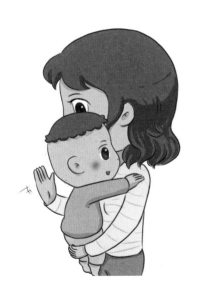

莱菔子按压穴位，调理孩子胃口差

孩子吃不下东西，家长急得团团转。前几天，张婶的小外孙伟伟突然吃不下东西，全家人急得跟什么似的。张婶告诉我，伟伟的胃口一直非常好，比同龄的小朋友都能吃，最近却突然胃口不佳，而且还打嗝儿，我摸了摸孩子的肚子，有些微微发烫。我问张婶："孩子这两天大便了吗？"张婶说："没有啊，而且孩子最近的精神也不太好。"通过张婶的描述和我的诊断，我断定孩子出现的是食积。

我嘱咐张婶，回去之后不要再给孩子吃过多的食物了，以免加重孩子的食积，辛辣刺激、油腻之品更要慎食。

出现食积后，应当及时调理孩子的脾胃，可用莱菔子贴压孩子的足三里穴、中脘穴。我嘱咐张婶莱菔子不能用太多，只要孩子可以顺利排便，肚子不烫了，即可停止使用，因为莱菔子有泄气之功，用得太多会导致孩子气虚。

3天之后，孩子的妈妈带着他来复诊，告诉我孩子大便通畅了，胃口也好转了。除了用莱菔子贴敷穴位，还可配合捏脊，非常适合6个月到7岁的孩子。若孩子背部皮肤有破损或患有皮肤病、高热等，则不适合捏脊。

🍊 胃口差的原因

很多家长都有这样的误区，看到孩子能吃能喝就开心得合不拢嘴，认为这才是健康的表现。其实孩子的肠胃非常脆弱，消化系统功能尚未发育完全，吃得太多或是吃些凉东西，则很容易积食。孩子积食会腹胀、便秘、胃口差，甚至呕吐、发热。

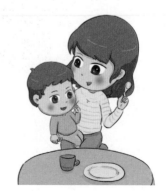

增强食欲小验方

莱菔子贴压足三里：取适量莱菔子贴压在足三里穴、中脘穴（胸骨下端和肚脐连接线中点）上，每次 4 ~ 6 小时，每天 1 次。

捏脊：让孩子面朝下平卧，用双手拇指、食指、中指捏脊柱两侧，随捏随按，从下到上，从上到下，捏 3 ~ 5 遍，每晚 1 次。

❀ 偏方其实不神秘

莱菔子即萝卜的种子，有消食除胀之功。中脘穴位于人体上腹部，胸骨下端与脐连线之中点，可治疗消化系统疾病，如腹胀、便秘、食欲缺乏等。足三里穴也可改善上述症状。捏脊可疏通经络，调理脏腑和脾胃。

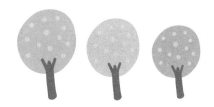

车前粥，预防小儿急性腹泻脱水

记得有一天晚上，一位女士急匆匆地带着孩子来到诊所。原来，孩子吃坏了东西，一天下来已经拉了五六次肚子，而且大便非常稀。

我看那孩子三四岁的模样，面色青白，精神萎靡，舌淡、苔白腻，脉细弱。我问孩子的妈妈："孩子小便多吗？"那位女士回答道："不多。"我对孩子进行了一番检查，之后安慰她说："孩子暂时没有危险，回去之后你先喂孩子喝点淡盐水，以免孩子脱水，之后给孩子熬些车前粥喝。"

孩子的妈妈回家之后按照我教她的方法操作，第二天复诊的时候她告诉我，孩子昨天晚上腹泻的次数就减少了，尿量也增多了，睡眠时间变长了。我嘱咐她回去之后继续给孩子喝车前粥。第三天孩子的急性腹泻已经痊愈。

急性腹泻的原因

小儿腹泻为儿科常见病、多发病，容易发生在夏秋季节。孩子在夏秋交替的时候贪食冷饮或瓜果，很容易刺激到脾胃，而脾胃受伤之后，则容易发生腹泻。小儿腹泻的病理主要为外感风寒、内伤饮食、脾运失常、清浊不分所致。

孩子是纯阳之体，阴常不足，而腹泻不止很容易伤阴。孩子一天之中多次拉水样便，若不及时治疗，可能会导致严重后果。因此，止泻涩肠很重要，治疗的过程中应当将健脾利湿放在首位。

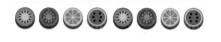

治急性腹泻小验方

车前粥：取车前子 30 克，熬煮 20 分钟左右过滤取汁，放入淘洗干净的大米 50 克、鲜山药 10 克熬粥，连服两天。

偏方其实不神秘

车前子味甘、性寒，归肾经、膀胱经、肝经和肺经，有利水清热、止泻、清肝明目、清肺化痰之功，可利小便、实大便，并且利尿的过程中不会伤阴。此粥有清热祛湿、利尿之功，适合小儿急性腹泻伴小便少。但是要注意，车前子性寒，内伤劳倦、阳气下陷、内无湿热的儿童慎服。山药有滋养强壮、助消化、敛虚汗、止泻之功效，主治脾虚腹泻、肺虚咳嗽等。此粥只适合急性腹泻的孩子，不能长时间服用。孩子脾常不足，停服此方之后应当让孩子吃些补脾益气的食物。

木香升麻配鸡蛋，养好孩子的胃口

记得有一年过年回家，正巧同村的王奶奶带着孙女秀秀来家里串门，小姑娘虽然长得很清秀，但却身材纤细。闲聊之际我才得知，秀秀平时进食很少，而且有些便溏。我看到孩子比较瘦小，鼻梁上有青筋，断定是脾胃虚弱导致的胃口不好。

我给王奶奶推荐了一个偏方——木香升麻烤鸡蛋，让她回去之后如法炮制，每天让孩子吃 1 次。3 岁以下的孩子隔天吃 1 次，适当减少药量。我还嘱咐王奶奶回去之后经常给秀秀做些枣泥山药糕来吃。

✳ 孩子吃饭不香的原因

孩子的多数疾病一般都为脾胃虚弱所致，这是小孩生理条件所决定的，治疗的时候应当从健脾益气、助运化湿入手。

对于脾胃虚弱、经常腹泻的孩子，应该晚一个月添加辅食，先添加米汤、米粥等，之后是米粉，最后是蛋黄和其他食物，水果等尽量不要添加太早。

对付孩子吃饭不香的小验方

木香升麻烤鸡蛋：取木香 5 克、升麻 8 克，一同研成末状；取一个鸡蛋，在鸡蛋一头敲个小洞，将药粉调入鸡蛋内，之后将调好的鸡蛋连壳一起放到打湿的草纸内，包裹好后放到火旁慢慢烤熟即可食用。

枣泥山药糕：取一小节山药，先将山药去皮蒸熟，之后用勺子将其碾成泥，加入面粉、茯苓粉、适量白糖调匀，搓成山药面团，分成大小适中的若干块；取出两个面团，分别擀压成手掌厚，切成大小相同的正方形，其中一块面团上铺好枣泥，另一块面团压在上面，放到锅中蒸 15 ～ 20 分钟即可食用。

⊛ 偏方其实不神秘

升麻可升举脾胃阳气；木香可引药入脾经。木香为温燥之品，因此用量宜轻不宜重。

山药味甘、性平，有补脾益肾、养阴生津之功，可以很好地补益脾胃之气；茯苓味甘淡，主要功效是利水渗湿、健脾补中、宁心安神；枣泥可健脾胃，安心神。因此，枣泥山药糕能够辅助治疗脾胃虚弱、食少、腹泻等。枣泥山药糕可作为孩子三餐的零食，常食大有益处。

瞿麦五倍子泡脚方，调养经常性腹泻

宝儿已经一岁半了，平时身体还是不错的，但她妈妈对我说，不知道是否因为天气太炎热，孩子最近吃不下东西，一吃东西就拉肚子，排泄物如同黄水一样，里面还有没消化的食物。孩子最近一直无精打采的，并且爱哭闹，晚上睡觉也不安分，早上给孩子冲调了一些奶粉，却发现孩子又拉稀了！

我对孩子妈妈说："这一段时间先不要让孩子喝奶粉，因为部分孩子患有乳糖不耐受症，此时喝奶粉容易加重症状，可以先喂一些淡盐水。"

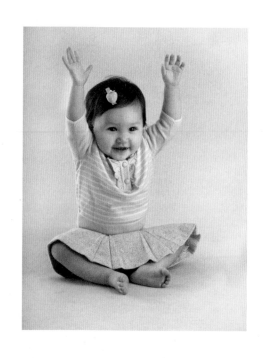

❀ 腹泻的原因

孩子发生腹泻，一方面，与外部因素有关（夏季高温，细菌极易滋生，易引发腹泻）；另一方面，孩子胃肠道免疫力较弱，消化能力不强。在这里要提醒家长们，夏季时节一定要关注孩子的饮食健康，难以消化、生冷、刺激的食物绝对不要喂孩子吃，以便减少孩子胃肠道的负担。另外，孩子使用的奶瓶必须要经常消毒。孩子妈妈说："我都记住了，以后一定注意，现在孩子出现的问题应该如何处理呢？"根据孩子妈妈所叙述的症状，我断定孩子是湿热型腹泻。我给他妈妈提供了治疗不同症型腹泻的方子。

止泻小验方

＜湿热型腹泻＞

取乌梅5颗，在温水中浸泡15分钟，捣碎后放入五倍子10克，加入1500毫升的水煮15分钟。然后再加入瞿麦10克、炒薏米40克，再煮同等时间即可。待水温合适时给孩子泡脚，每次20分钟，一日两次。

＜寒湿型腹泻＞

若患儿舌淡苔白，粪便清稀，可判断为寒湿型腹泻。用小茴香、吴茱萸各20克，与一定量食盐混合，翻炒8分钟，晾温之后将其敷在神厥穴上，每日换1次，一般3天左右腹泻问题就能得到解决。

＜食滞性腹泻＞

大多由消化不良引起，经常会出现腹痛、腹胀、恶心、上吐下泻等症状。此时不妨将鸡内金、茯苓制成粉末，取少量熬粥食用，连服两天，能有效治疗食滞性腹泻。

❀ 偏方其实不神秘

在治湿热型腹泻的方子中，乌梅对脾虚引起的久泻、呕吐有缓解作用；五倍子能涩肠止泻；瞿麦主要的作用是清湿热、利小便；炒薏米能清热利湿。

南瓜子帮你除掉肠道内的蛔虫

我的小外甥是个非常调皮好动的孩子，可就在前一阵子，姐姐突然打电话给我，说小外甥这几天精神状态不怎么好，嚷嚷着肚子疼。最开始还以为是贪食冷饮导致的，可是有一次，姐姐给小外甥擦屁股的时候，发现他的大便中有条细小的白虫，于是打电话问我小外甥是不是患上了肠道寄生虫病。

根据症状，我也断定小外甥肚子中长了蛔虫。姐姐问我用不用给小外甥开些打虫药，我告诉她不用吃药，因为驱虫药有一定的毒性，可以让孩子吃南瓜子。和吃药相比，此法很方便，而且没有副作用，炒熟的南瓜子口感香脆，孩子喜欢吃，同时服用槟榔水。

⊛ 出现寄生虫的主要原因

寄生虫疾病主要为饮食不洁所致，小孩子一般缺乏卫生意识，容易将寄生虫带进体内，它们依附在大、小肠上，吸食孩子体内的营养物质，这也是导致很多孩子吃的多却不长肉的重要原因之一。寄生虫越长越大，大到一定程度便随粪便排出，即我们平时所说的拉虫子。严重肠道寄生虫患儿还会出现营养不良、贫血、发育迟缓、智力发育欠佳等。因此，父母千万不能小视寄生虫病。如果孩子出现肚子疼、磨牙、睡眠质量下降、肛门瘙痒，或面色差，精神不佳，或兴奋不安等，此时，家长应当考虑孩子是否罹患寄生虫病。

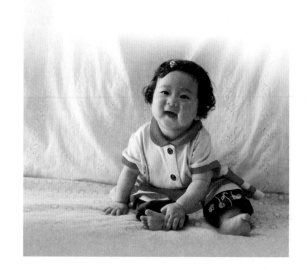

驱虫小偏方

将南瓜子剥开，用小火炒熟，空腹时吃下即可，每天 30 克左右。取槟榔 10 克，煮水 1000 毫升，频服。3 ~ 5 天即可有效驱虫。

⊛ 偏方其实不神秘

南瓜子可祛除蛔虫、蛲虫、绦虫、钩虫等，且无毒副作用。南瓜子富含脂肪、蛋白质、B 族维生素、维生素 C 等营养物质，日常保健可食。不过加工过的南瓜子不要让孩子多吃，因为其盐分、热量很高，吃太多容易上火。槟榔味苦辛、性温，归胃、大肠经，驱虫、消积、行气，还有利水和截疟功效；其驱虫谱广，对绦虫、蛔虫、蛲虫、钩虫、姜片虫等肠道寄生虫都有驱杀作用，可用于多种寄生虫病。

两三个星期之后，姐姐跟我说现在小外甥的肚子已经不痛了，可见虫子已经被打掉了。我告诉姐姐，想要长期预防寄生虫病，应当培养孩子良好的卫生习惯，让孩子养成饭前、便后洗手的好习惯；吃生鲜果蔬的时候要将其清洗干净。尽量避免让孩子在地面上做游戏，尤其是不能让孩子一边玩耍一边吃食物。家长做饭时应当准备两块砧板，将生食和熟食分开，千万不可用切完肉的砧板来切青菜、做凉菜，这样生肉上的微生物易进到凉拌菜内。

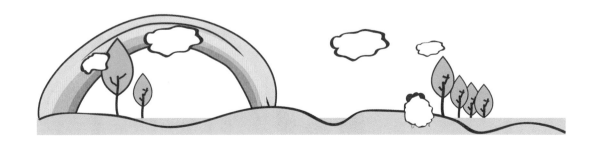

孩子便秘真痛苦，番泻决明煎水泡脚效果佳

记得有一次，一位年轻的妈妈带着 5 岁的女儿来到诊所，她告诉我，自己的孩子常常便秘。现在严重到孩子都不敢排便了，一排便就哇哇大哭。有时候即使排便，也只能挤出一点点，给孩子擦屁股的时候还会发现卫生纸上沾有血迹。

年轻的妈妈满脸愁容，我问那位妈妈："孩子平时吃饭怎么样？"孩子的妈妈说："孩子平时有些挑食，不喜欢吃青菜。"

孩子的妈妈问我给孩子吃什么药才好。我说，先暂时别给孩子吃药，因为孩子的肠胃发育尚未完全，药物通便易诱发胃肠功能紊乱，导致腹泻，时间一久则无法自我排便，加重病情。因此，最好的方法就是食疗，应多给孩子吃些富含膳食纤维的食物，如新鲜果蔬。此外，可以用番泻叶水给孩子泡脚，或是在孩子的肛门处注入麻油。

孩子的妈妈回去之后依法而行，她告诉我，在用过麻油之后，排便疼痛大大减轻，孩子也不再抑制排便了。

❀ 便秘的原因

便秘对孩子的危害非常大。首先，食物残渣存留于肠道中，不能顺利排出，食欲就会显著下降，吃下去的营养物质也不易被吸收，因此便秘的孩子易贫血。其次，食物残渣本身含毒素，长时间停留于肠道内，结肠吸收的毒素会越来越多，毒素通过血液流进大脑，会影响孩子的智力发育。

小偏方

通便小验方

番泻决明水泡脚：取番泻叶 20 克、决明子 20 克，放入 1000 毫升水中熬煮 10 分钟，之后用其泡脚 20 分钟，每天 1 次。

注入麻油：在孩子的肛门处注入麻油。

❀ 偏方其实不神秘

番泻叶属攻下药，泄热通便。决明子味苦、甘、咸，性微寒，入肝、肾、大肠经，润肠通便、清肝明目，有缓泻作用。麻油有润燥、解毒、止痛、消肿之功，能够缓解孩子排便疼痛。经常使用开塞露会产生依赖性，无法真正解决便秘。

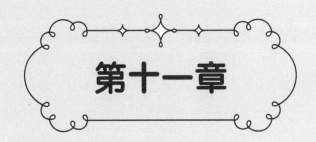

第十一章

外伤小偏方，孩子跑跳不用慌

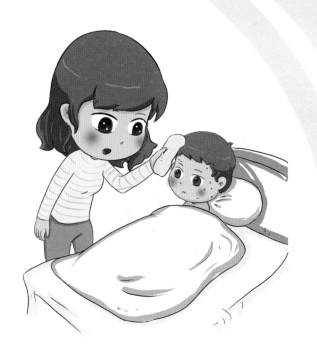

家中常备鲜芦荟，应对孩子烧烫伤

贝贝是张伯伯的孙女，小丫头非常机灵好动，不是上高，就是下跳，看到不熟悉的东西常常忍不住伸手去摸摸。

记得有一次，张伯伯约我出去吃饭，刚好也带着贝贝。我和张伯伯都喜欢喝汤，就点了一份紫菜汤。两个人聊天之际，孩子拿着汤勺玩了起来，我们也没注意，贝贝一不小心将汤锅弄翻了，汤水洒在了孩子的手上，贝贝哇哇大哭。我赶忙把贝贝从座位上抱起来，服务员过来收拾残局，饭也没顾得上吃。

我观察了一下贝贝的手，手背被烫得红红的。我赶忙让服务员拿出一瓶白酒，涂在贝贝的手背上。正巧我看到饭店的窗台上有一盆芦荟，又取下一片芦荟，剥掉外皮，将芦荟汁涂在贝贝的手背上。经过一番处理，贝贝的哭声终于止住了。

孩子发生小面积烫伤时，轻微烫伤可在家中自行处理。家长先观察孩子烫伤的严重程度，若烫伤部位皮肤红肿，孩子感觉热、痛，但皮肤表面干燥，没有水疱，说明是轻微烫伤，可采用上述方法处理。

如果烫伤之后出现水疱、脱皮，甚至皮肤干燥焦黄，此时则不可自行处理。烫伤面积较大、情况较严重，父母要及时对孩子的烫伤面进行冷水冲洗，之后将其送医院，千万不能自行给孩子涂抹东西。

✳ 关于烧伤烫伤

日常生活中，孩子被烫伤后，首先要用冷水冲洗烫伤处，这样可以降低局部温度，减轻疼痛，阻止热力继续损害皮肤创面，冷水冲至创面不再产生剧痛即可。

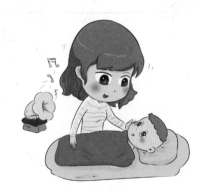

治烧烫伤小验方

白酒芦荟涂抹法：将白酒涂在烫伤处，之后取下一片芦荟，剥掉外皮，将芦荟汁涂在烫伤处。

大黄麻油涂抹法：将大黄打成粉末状，与麻油一同调和成糊状，涂于烫伤处，此法适合小面积烫伤。

✳ 偏方其实不神秘

白酒在挥发的过程中能带走部分热量，帮助孩子降温；芦荟中含有大黄素，大黄素有杀菌、镇痛之功；大黄外敷能治疗热毒痈肿、水火烫伤。

孩子的好奇心非常强，家长在厨房做饭的时候应当避免让孩子靠近炉火、热汤、热饭等，打火机、蜡烛、热水瓶也应放在孩子看不到的地方。有些烫伤和天然气、热水器使用不当有关，家长们应当禁止孩子自行使用这些设备。

飞虫入耳别担心，几滴食用油就管用

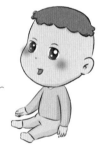

记得有一次，一位年轻的女士带着一个四五岁的小姑娘走进诊所。刚进诊所，孩子的妈妈就对我说："昨天中午我带着孩子去散步，一不留神有只小虫飞到了孩子的耳朵里。我用耳勺帮她掏，却始终没能把虫子从耳朵里弄出来。虫子越钻越深，女儿一直喊耳朵痛，说虫子在耳朵里动。您快帮我看看吧。"

我到诊室中拿了一小瓶食用油，之后让孩子侧着头，滴了几滴食用油在她耳朵里。我问孩子："耳朵中的小虫还动吗？"小姑娘告诉我："不动了。"我想虫子大概已经被闷死了，于是我让小姑娘将进虫的一边耳朵朝地，让死虫子逐渐流出来。果真，虫子从耳朵里掉了出来。拿出虫子之后，我给孩子检查了耳朵，虫子并没有破坏她的耳膜，只是有些局部感染。我给孩子的耳朵消了毒，同时嘱咐孩子的妈妈回去之后要小心，尽量防止飞虫再进入孩子的耳朵中。

❂ 飞虫入耳的情况

春夏季节小飞虫非常多，很容易飞进耳内。我们的耳道和软骨膜连接紧密，皮下组织少，血液循环差，保护不当就会诱发外耳道损伤、感染，导致外耳道疖肿、发炎。飞虫钻入孩子耳内，在耳道中爬行，耳朵会觉得非常痒。之后孩子坐立不安、大声哭闹，父母非常着急，想要赶紧帮孩子把耳朵里的虫子取出来，可是常常因为方法不当而使虫子越爬越深。当飞虫钻到耳朵中时，千万不能乱掏，小孩的耳道、鼓膜非常娇嫩，很可能因为受损而影响听力，甚至导致耳聋。

小偏方

驱除入耳飞虫小验方

食用油滴耳：在进虫一侧的耳内滴上几滴食用油，至虫子停止挣扎，用温水冲洗耳道，把虫子冲出。

❂ 偏方其实不神秘

食用油的浓度非常高，虫子被黏住，很快就会窒息死亡。把食用油滴入耳内不会影响听力，只要将虫子取出，将油清干净，听力即可恢复。

另外，频繁掏耳朵，会导致隐性破损，诱发感染。通常情况下，成人一个月最多掏两次耳朵，孩子更应减少掏耳朵的次数，掏得太频繁，耳朵会丧失天然屏障，飞虫入耳的伤害更大。

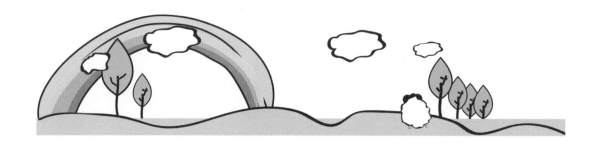

孩子鼻子爱出血，家长熬些茅根汤

前几天，有个老朋友带着5岁的小孙子虎虎来家里探望我。虎虎活泼可爱，聪明机灵，就是太好动了，爬上爬下不闲着。正当大家看着虎虎傻乐时，他的鼻子突然出血了。

我赶忙抱过虎虎，将他的头摆正，用拇指和食指夹住虎虎的鼻子。大概5分钟之后，我松开手，看到虎虎的鼻血已经止住，所有人都松了一口气。

如果还在流血，要重复紧压5～10分钟，多数鼻血均可止住。如果身边有云南白药，可以取一个小棉球，蘸点云南白药粉塞在孩子的鼻孔之中。其实，用白茅根水也能够改善孩子的鼻出血，代茶饮用即可。

🍋 鼻子爱出血的原因

小儿如果经常鼻出血，家长应当区分是局部性鼻出血还是全身性鼻出血。如果是局部性鼻出血，主要诱因常为外伤、鼻前庭炎、干燥性或萎缩性鼻炎、鼻发育异常等。必要时应当到耳鼻喉科进行相关检查、确诊，而后进行针对性治疗。

应当鼓励孩子多喝水，多吃新鲜水果，保持好室内的温湿度，太热、干燥均易导致鼻出血。红枣、巧克力等易导致鼻出血，常流鼻血的孩子应当少吃。

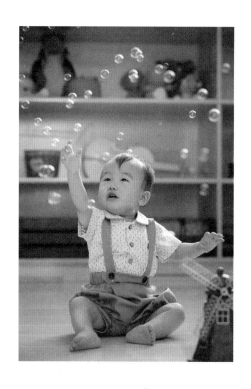

小偏方

止鼻血小验方

云南白药涂鼻：取一个干净的小棉球，蘸些云南白药粉，塞到鼻孔中即可。

白茅根水：取鲜白茅根、鲜生地、鲜芦根、鲜藕一同放入锅中，倒入适量清水煎汁，代茶饮用。

✺ 偏方其实不神秘

云南白药粉有止血之功。白茅根水中四味鲜品均可清热凉血、止血。

孩子流鼻血时，家长千万不能让孩子仰头或者躺下，因为这样会使鼻血流进口腔，进入胃中，刺激胃壁，诱发呕吐等不适。

孩子调皮易受伤，自制药粉很有效

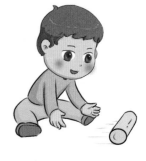

记得有一次，一个朋友带着儿子到我家里串门。小男孩儿嘛，比较调皮，进门之后就一直蹦蹦跳跳，爬上爬下的，一不留神，膝盖磕在地上的小板凳上，擦破了皮，孩子立刻哇哇大哭，听着让人心疼。我赶忙过去观察孩子的伤势，还好只是轻微的擦伤，不妨事。我到厨房拿了点盐，按照1000毫升凉开水配9克食盐的量将其调配成0.9%的盐水，轻轻地帮孩子擦洗伤口。

清理好伤口之后，我又取出黄柏、白芷、栀子各30克，研成细末之后用醋调和均匀，敷到了孩子的伤口上。孩子的哭泣声渐渐止住。

❀ 擦伤的原因

擦伤为钝器机械力摩擦作用导致的表皮剥脱、翻卷，如果仅仅是擦伤，及时处理伤口即可痊愈。

小孩玩耍过程中不小心跌倒导致局部擦伤，伤口一般较浅，在伤口上涂些红药水就可以了。若创面较脏，应当先用清水将伤口冲洗干净，也可用消炎药水清洗，防止伤口因脏物的残留而发炎。

小偏方

疗擦伤小验方

黄柏白芷栀子粉：黄柏、白芷、生栀子各 30 克，研成细末之后用醋调和均匀，外敷患处。

❀ 偏方其实不神秘

黄柏有清热解毒之功，白芷有排脓生肌、活血止痛之功，生栀子有消肿、止血之功，常用来治疗扭挫伤。

孩子面部擦伤时更应当注意护理，防止落下瘢痕。面部擦伤，若有沙子、玻璃碴儿等嵌入皮肤时，应当先用软刷将其刷掉。尽量不要涂抹紫药水。若擦伤面比较大，进行创面消毒后，可先敷一层纱布，之后再进行包扎。

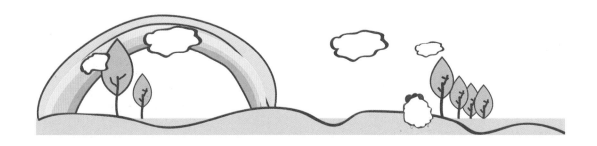

孩子摔伤别着急，麻油帮您忙

露露今年一岁半了，小家伙终于学会走路了，一刻也不闲着。妈妈每天忙着工作，奶奶在家里看着露露。一天，妈妈刚下班回家，露露看到妈妈非常开心，挥动着小手向妈妈跑去，一不留神摔倒在地，膝盖磕破了，露露哇哇大哭。妈妈抱起露露，一路小跑来到诊所。我检查了一下露露的伤势，拿出一瓶麻油涂在露露的伤口上。

我嘱咐露露的妈妈，回去之后取一些生栀子打成粉末，加适量面粉，用黄酒将其调和成糊状，敷在伤处即可。我告诉露露的妈妈，如果伤口出血，则不能用麻油、生栀子粉、韭菜膏敷出血伤口，易诱发感染。应当先清洗伤口，之后进行冷敷。血管受冷迅速收缩，可使伤口迅速止血。

小偏方

治疗摔伤小验方

麻油外涂： 取适量麻油涂抹在红肿处。

生栀子粉外敷： 取 50 克生栀子，将其研成粉末状，和适量面粉一同放到干净的容器中，用黄酒将其调和成糊状，敷到患处，之后用纱布将其固定好。每天敷 1 次，连续敷 3~4 次就能痊愈。

韭菜汁外敷： 取一小把韭菜捣烂，调和少量醋，做成韭菜膏敷在扭伤、疼痛处，之后用纱布覆盖好，用医用胶布固定即可。

摔伤不少见

孩子从会走路开始，就难免会发生摔伤，有的孩子摔倒之后易骨折，这是因为孩子的骨骼尚未发育完全。因此，孩子摔伤之后，父母应当检查孩子有没有发生骨折。若孩子常常一摔就骨折，则很可能缺钙，应当及时补钙。

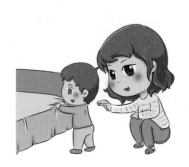

❀ 偏方其实不神秘

麻油有生肌止痛、消痈肿、补皮裂之功，尤其是消肿止痛之功非常好。

生栀子有消肿活络之功，可用其治疗跌打损伤、扭挫伤、皮肤瘀肿疼痛，以及四肢关节附近的肌肉、肌腱损伤。

韭菜也能够有效治疗跌打损伤。《丹溪心法》中说："跌打损伤在上者，宜饮韭汁，或和粥吃。"

孩子摔伤之后，如果身上出现青紫肿痛，很多家长会立刻按揉孩子的损伤部位。其实，青紫是皮下血管破裂出现的瘀血、水肿，用力按揉会使皮下血管扩张，使出血量变大，肿块变大。再者，不定位用力，不断挤压，还会导致更多血液被压迫至血管外，加重症状。所以，处理不严重的皮肤、皮下组织损伤时应避免按揉。

小儿扭伤怎么办，敷点赤小豆粉

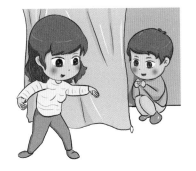

记得有一次，一位妈妈急匆匆地背着一个 5 岁的小男孩来到诊所，孩子在妈妈背上哭得满脸泪水。原来，中午的时候妈妈正在家里做饭，趁着妈妈不注意，孩子搬了个小凳子想要够柜子上的玩具，谁知没踩稳，一下子摔倒在地扭伤了脚。

我看了看孩子的脚踝处，已经出现瘀青，不过还好，没有发生骨折。我给孩子的妈妈推荐了偏方，用赤小豆粉外敷患处，24 小时后再用红药膏外敷。我嘱咐她回家之后给孩子试试。

此外，我还嘱咐那位女士，回去之后让孩子多喝些牛奶，吃些奶制品或者熬点骨头汤喝，这样有利于钙质的吸收。

大概 3 天之后，那位女士又带着孩子来到诊所。孩子扭伤处已经不肿了，摸上去也不疼了，孩子走起路来已经和常人无异。

◉ 扭伤的原因

扭伤即四肢关节或躯体处的软组织，如肌肉、肌腱、韧带、血管等发生损伤，没有骨折、脱臼、皮肉破损等状况。小孩子活泼好动，稍不注意就易扭伤。

小偏方

疗伤小验方

赤小豆粉：取赤小豆适量，将其研磨成粉，用凉水将其调和成糊状，涂到受伤处，最后用纱布包扎好，24 小时之后将其解除即可，连敷 3 天。

红花膏：取红花、鲜月季花适量，清洗干净后捣成糊状，敷在患处。每天 1 次，连续敷几天。

◉ 偏方其实不神秘

赤小豆性平，味甘、酸，可利湿消肿、解毒排脓。红花性平、味甘，疏经活络、散瘀开结、消肿止痛；月季花味甘、性温，入肝经，有行气止痛、活血消肿、消炎解毒之功。

孩子扭伤则不宜再进行运动，直至疼痛消失。扭伤后 1～2 天可以按摩患处，促进患处的血液循环，有助于肿胀消退。

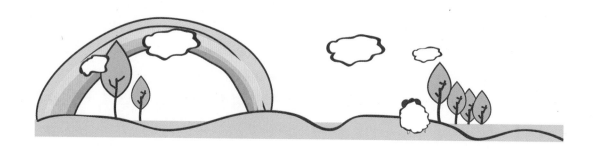

小儿晒伤莫担心，快敷西瓜皮

夏季炎热，家长们喜欢带孩子到河边或海边玩耍、游泳，享受日光浴。

记得有一年夏天，一位家长带着孩子来到诊所。原来，因为天气炎热，他们全家人决定到秦皇岛避暑，顺便带孩子到海边玩耍。第一天，一家三口玩得很尽兴。可是第二天，妈妈就发现孩子的手掌和脖子长出红斑，孩子一直喊痛。见此情景，孩子妈妈立刻收拾行囊回家，带孩子来求诊。

我告诉那位妈妈，孩子是被晒伤了，回家之后把冰镇过的西瓜皮涂到患处，反复涂抹，让西瓜皮汁充分被肌肤吸收。还可以将西瓜皮切成薄薄的片状，敷在孩子晒红的皮肤上。

那位妈妈回去之后每天都按照我教给她的方法去做，3 天之后，孩子皮肤的红斑基本消失。

❀ 不要忽视晒伤

孩子晒伤后 3 ~ 5 小时，日晒处皮肤会出现边界清晰的红斑，伴灼痛、刺痛或触痛，这属于轻度晒伤。

如果晒伤面积比较大，伴随全身症状，如畏寒、发热、头痛、乏力、恶心、呕吐等，为重度晒伤，应当及时到医院就诊。

治晒伤小验方

西瓜皮涂抹法：取冰镇过的西瓜皮，将其切成薄片，敷到孩子晒伤的部位即可。

❀ 偏方其实不神秘

西瓜皮中富含维生素 C，可消炎、美白。孩子被晒伤后，家长应当及时护理，比如对患处进行冷敷，减轻热力对肌肤的损伤。如果已经起了水疱，应当在严格消毒的情况下把水疱挑破，不过不能撕掉皮，慢慢地挤出水疱中的液体，之后敷上药物。

患儿不能吃油腻、腥荤之品，也不能吃发物，饮食要清淡，营养要全面，多吃新鲜果蔬。

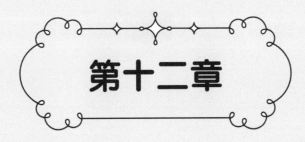

第十二章

补充营养小偏方，让宝贝身体更强壮

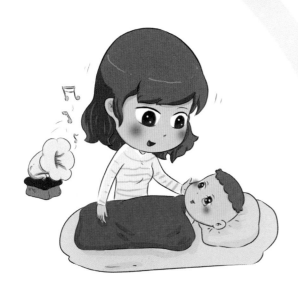

孩子注意力不集中，有个方子很有效

很多家长常因为孩子上课注意力不集中而苦恼。一次，一位女士带着 6 岁的孩子来到诊所。原来，老师常常反映孩子上课注意力不集中，不是东张西望，就是玩铅笔盒、涂鸦，有时候甚至托着腮愣神。

我告诉那位妈妈，孩子注意力不集中很正常，应该从日常生活中培养孩子爱学习的好习惯，同时配合适当的食疗方，效果就更好了。

我给那位妈妈推荐的是猪心大枣汤，嘱咐她回去之后给孩子烹调。这道药膳方能够有效改善孩子注意力不集中的问题。

❂ 孩子注意力不集中的原因

睡眠不足、疲劳、生病、情绪不安等均会导致孩子注意力不集中；外界干扰也会导致孩子注意力不集中，如环境嘈杂、喧闹等；教育内容、方法不符合孩子年龄特点，同样可影响孩子的注意力。除此之外，环境污染导致的铅过量，糖果、饮料中添加人工色素、添加剂，吃太多油炸食品等，也是导致孩子注意力不集中的因素。

小偏方

集中注意力的小验方

猪心大枣汤： 取猪心 1 个、大枣 3 个、浮小麦 100 克、甘草 5 克、远志 5 克、石菖蒲 10 克。将上述材料一同放入锅中，倒入适量清水煲 1 ~ 2 小时。每周吃 2 ~ 3 次，连续吃 3 ~ 4 周。

❂ 偏方其实不神秘

猪心大枣汤有安神定惊、养心补血之功，能够治疗小儿多动、注意力不集中、智力和语言发育迟缓等。注意力不集中的孩子应当多吃蛋类、贝类、鱼类等健脑益智食品；另外，藻类富含叶绿素、维生素、矿物质、蛋白质，能够提升注意力、记忆力。

多喝参蛋汤，淘气孩子变安静

同小区王阿姨的孙女艳艳今年4岁了，不幸换上了多动症。王阿姨带她来我诊所咨询。

我没有给艳艳开药，而是给她开了一个中药食疗方：参蛋汤。几个星期之后，王阿姨又带着艳艳来复诊，说艳艳的病情已经好转，不过我还是让王阿姨带着艳艳到大医院做一下检查，以确定艳艳是否康复。

❋ 多动症的原因

医学上称小儿多动症为轻微脑功能失调，症状常常表现为注意力不集中、爱做小动作、做事没耐心、情绪变化快等。

近年的研究发现。小儿多动症和饮食有关，缺锌、缺铁、缺乏维生素均会导致儿童多动症；食品内色素、添加剂等过量会导致儿童多动症，或加重病情。

如今，治疗多动症的药物有很多种，不过，为了让儿童更健康，最好采用中医疗法。多动症患儿可多吃鱼类，因为鱼肉中含大量不饱和脂肪酸，能够促进脑细胞发育，改善脑功能，提升记忆力和判断力。此外，患儿平时应当多吃些富含卵磷脂的食物，如蛋黄、豆制品、鱼头等。还要让孩子多吃些含铁丰富的食物，如红枣、动物肝脏、海产品等；同时注意多吃新鲜果蔬。

小偏方

调理多动症小验方

参蛋汤：太子参15克，黄精10克，红枣15枚，鸡蛋2个，一同放入锅中，倒入适量清水熬煮。鸡蛋煮熟后捞出，剥掉蛋壳，再放入锅中煮一会儿。吃蛋喝汤，每天1次，常服可见效。

❋ 偏方其实不神秘

参蛋汤中的太子参有补气生津之功，临床上应用非常广泛，适合烦躁、心悸、失眠、手足心热等气阴两虚证；黄精有补气养阴、健脾、润肺、益肾之功；红枣可补中益气、养血安神、缓和药性；鸡蛋能养心安神。此方对小儿多动症的治疗有一定疗效。

不做小胖墩，试试白扁豆花汤

随着人们生活水平的提高，越来越多的孩子被喂成了"小胖墩"。

记得有一次，一位年轻的妈妈带着3岁半的儿子来诊所看病。孩子的妈妈告诉我，孩子从小就比同龄的孩子壮实，可是最近一年，孩子越来越胖，成了十足的小胖墩。

肥胖者大都为痰湿体质，健脾、祛湿、化痰为治疗根本。我让孩子的妈妈回去之后给孩子熬些白扁豆花汤喝；也可以用鲜荷叶、冬瓜皮熬水给孩子喝喝；并且嘱咐那位妈妈回去之后让孩子适当运动。

❋ 孩子肥胖的原因

痰湿体质除了先天因素外，还可能是后天失养、脾胃功能欠佳所致。正常情况下，痰湿应该排出体外，之所以会在身体中集聚，主要是饮食无节制、无规律所致。

小偏方

为小胖墩定制的验方

白扁豆花汤：取陈皮5克，倒入300毫升清水煮5分钟，加入一小把白扁豆花，继续煮5分钟，放温后饮用。

荷叶冬瓜汤：取鲜荷叶半张、冬瓜皮30克，加适量清水煮5～8分钟，饮其汁即可。

❋ 偏方其实不神秘

白扁豆花和陈皮有健脾化湿之功，二者同用，能够很好地祛除孩子体内的湿毒。鲜荷叶、冬瓜皮均有健脾利水之功，能够治疗痰湿型肥胖。

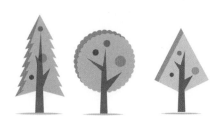

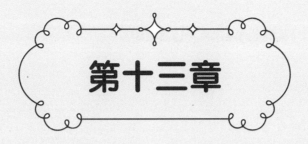

第十三章

有了小儿杂症方，孩子生病不用慌

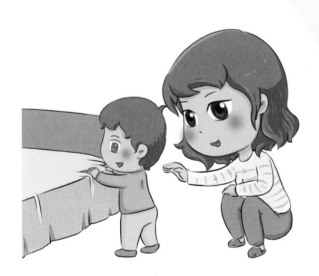

小儿睡眠差，菊花枕头可安眠

曾经有个姓金的女士抱着一个 10 个月大的孩子来到诊所。她告诉我，自己的女儿总是睡不踏实，整个晚上翻来覆去的，还总是踢被子，爱哭闹。我对金女士说，这应该属于夜惊范畴。

我嘱咐金女士回家之后给孩子装个菊花枕，通常一个药枕能连续枕半年左右。

夜惊的原因

孩子夜惊往往有遗传倾向；孩子如果有睡前过度兴奋或哭闹等情况，夜间往往难入睡；消化功能紊乱，夜间往往睡得不踏实。

家长应当让孩子养成良好的睡眠习惯，睡前让孩子看看书，给孩子讲讲故事，让孩子听些放松的音乐；临睡前 1 小时通风换气，新鲜空气有利于孩子的睡眠。

孩子睡眠不好也可能是缺钙所致，睡前 1 小时可适当让孩子喝些牛奶。牛奶含催眠物质色氨酸，可促进大脑神经细胞分泌促进睡眠的神经递质 5- 羟色胺。孩子睡眠不好还可能是体内有虫。家长可检查孩子肛门处是否有虫，如果有，让孩子吃些打虫药。如果孩子睡眠不安并伴随发热，应当及时送医院就诊。

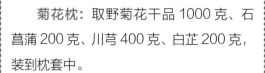

小偏方

促进睡眠小验方

菊花枕：取野菊花干品 1000 克、石菖蒲 200 克、川芎 400 克、白芷 200 克，装到枕套中。

偏方其实不神秘

野菊花含有大量挥发性天然菊香，接触头部后能改善头部血液循环、协调气血、除燥降压、健脑增智、祛风解表等。石菖蒲醒脑开窍、化痰除郁；川芎、白芷活血行气、清热凉血、祛风解表。菊花枕质地松软、气味芳香，可以促进睡眠。核桃可改善睡眠质量，常用于调理神经衰弱、失眠、健忘、多梦等；常与芝麻一同食用。可于每晚临睡前将芝麻、核桃一同捣成糊状，给孩子食用。

孩子总尿床，喝点莲子羹

冬季天气寒冷时，家长可炖些狗肉给孩子吃，可添加些橘皮、花胶等，都能在一定程度上治疗小儿遗尿。

记得有一次，一位妈妈领着一个 5 岁大的男孩儿来到诊所看病，她说自己的儿子晚上常常尿床。我对孩子进行了一番诊断，断定是肾气不足所致。我给孩子开了两道药膳：莲子羹和韭菜籽饼，嘱咐孩子的妈妈回家之后做给孩子吃。

孩子尿床的原因

孩子 3 岁以内发生尿床一般为正常现象，因为 3 岁以前的孩子其正常的排尿反射还未建立。若孩子 3 岁之后，夜间仍然无法控制小便，则属异常。小儿遗尿多数为功能性的，主要原因是先天肾气不足、大脑神经功能失调等；精神因素是常见诱因，如受惊吓、疲劳过度、环境突变等。

中医认为"虚则遗溺"，小儿肾气不足、下元虚冷、肝脾气虚、肝经湿热、病后虚弱等均会诱发遗尿。若患儿形体偏瘦，冬季手脚冰冷，身体虚弱，可通过食疗来改善遗尿。

小偏方

治疗尿床小验方

莲子羹： 取莲子、山药、板栗肉各适量，鸡蛋 1 个，盐适量；将莲子、山药和板栗肉一同研成粉末状；每次取 30 克放入碗中，加适量盐搅拌均匀，打入鸡蛋，调入适量清水，搅拌至起泡，放到锅中蒸熟即可。空腹食用，每天 1 剂，1 次吃完，连续吃 5 ～ 7 天，之后每周吃 1 剂。

韭菜籽饼： 取韭菜籽 10 克、面粉适量；将韭菜籽研成细末，和面粉一同混合均匀，烙饼。一般连续吃 1 ～ 2 次，症状即可好转。

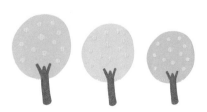

⊛ 偏方其实不神秘

莲子羹有健脾益气、补肾固摄之功，可调理小儿遗尿。韭菜籽饼中的韭菜籽有温补肝肾之功，适合遗尿、腰膝酸软等症。

此外，还应当帮孩子建立良好的作息习惯，临睡前控制孩子的饮水量，晚上定时叫孩子起床排尿。入睡之后孩子排尿是有规律的，多数孩子在熟睡 2 ~ 3 小时后排尿。妈妈应该在此之前叫醒孩子，每天晚上排尿 1 ~ 2 次，不能太多，否则会影响到孩子的睡眠。

肾气不足的孩子平日应多吃些温补固涩之品，如糯米、山药、芝麻、猪腰等；高盐、高糖食物以及生冷食物、有利尿作用的食物均不宜食用。

柿蒂汤，治疗打嗝儿的良药

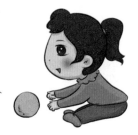

健健是我小侄子，今年 8 岁了，他在婴儿时期常常打嗝儿，每次他打嗝儿的时候，我都会让她妈妈喂他喝点柿蒂汤，同时帮他拍嗝儿。如果孩子频繁打嗝儿，而且时间很长，可以用沸水冲泡橘子皮，等水变温后喂孩子喝，能缓解打嗝儿。如果孩子打嗝儿伴有酸腐异味，多为消化不良所致，这种情况可以给孩子喝点山楂水。

⊛ 孩子打嗝儿的原因

打嗝儿是婴儿常出现的症状，是因为膈肌痉挛、连续收缩而引发的。膈肌在自主神经控制下运动。婴儿其调节膈肌的神经尚未发育完全，所以一旦受到轻微刺激，比如吸入冷空气，膈肌就会突然收缩，

止嗝小验方

柿蒂汤：取柿蒂 10 个、肉豆蔻 10 克，煎汤半杯，一口气服下，即可止嗝儿。

导致打嗝儿。不过很多时候，孩子打嗝儿并不像家长想象的那么难受，大都有自限性。若孩子平时没什么疾病，却突然打嗝儿，并且嗝儿声有力而连续，多为受凉所致，可以让孩子喝些温开水。

◉ 偏方其实不神秘

柿蒂汤中的柿蒂可降气止呃（呃即呃逆，通常称打嗝儿）；肉豆蔻有温中涩肠、行气消食、降逆止呃之功。

为了预防孩子打嗝儿，妈妈应当注意自己的喂养方法。首先，要避免在孩子啼哭、气郁的时候给孩子喂奶；其次，要避免进食太快。进行母乳喂养时，如果母乳充足，哺乳过程中应当按压乳头，防止乳汁吸入得太急；人工喂养过程中应当注意奶嘴不能太大。

蚊虫叮咬，大蒜来对付

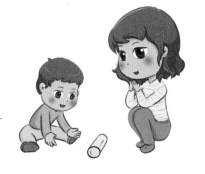

一天晚上，我下楼去遛弯儿。当时正值夏季，绿化带旁蚊虫很多，身旁有个孩子被蚊子咬得痛痒难耐，哇哇大哭，孩子的奶奶在一旁哄着他。

我对孩子的奶奶说："您先带着孩子回家，回去之后弄些大蒜汁抹在孩子被叮咬处，家里要是有薄荷牙膏，涂上点也可以。"

◉ 蚊虫叮咬的途径

被蚊虫叮咬之后，应当避免过分抓挠；若叮咬部位发生水肿，出现水疱或感染，应当及时带着孩子去医院诊治。若情况不严重，在家进行护理即可。蚊虫叮咬时，其口器内会分泌一种有机酸——蚁酸，其化学成分为甲酸，因此可利用酸碱中和反应进行治疗。

消肿止痒小验方

大蒜汁：用切片的大蒜在被蚊虫叮咬之处反复涂擦。

薄荷牙膏：直接将薄荷牙膏涂抹在被蚊虫叮咬的地方。

◉ 偏方其实不神秘

大蒜汁可止痛、祛痒、消炎等，通常连续涂擦12小时就能消炎去肿。大蒜不但能消除蚊虫叮咬后出现的红肿，其强烈的气味还能赶走蚊虫。不过不能擦太多，防止损伤孩子稚嫩的皮肤。还要注意，大蒜刺激性较大，破溃处不要涂，皮肤敏感的孩子要慎用。薄荷牙膏含薄荷成分，清凉止痒，缓解疼痛。

小儿盗汗，熬点小麦红枣汤

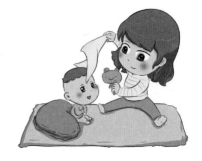

小美是朋友的女儿，两年前结婚后生了个孩子，孩子白白胖胖非常可爱。前一阵子，她突然来诊所，告诉我说自己的孩子经常出汗，尤其是晚上，常常汗流浃背。家人非常担心，带孩子到医院做了检查，并没有什么异常。朋友建议小美带着孩子来我诊所看看。

我告诉小美，生理性盗汗不宜用药，应当先消除诱因，如睡前剧烈运动、睡前吃太饱等。

通过小美的叙述，我断定孩子的盗汗是属于生理性的，也不存在其他诱因，于是给她推荐了小麦红枣汤，让她回去之后给孩子熬来喝。

我嘱咐小美，多汗容易导致阴津亏损，所以应该多给孩子喝水，忌食辛辣寒凉之品，以免正气受伤，出汗更多。小美回去之后每天给孩子熬小麦红枣汤喝，十几天之后，孩子的盗汗现象就消失了。

盗汗的原因

有的孩子睡觉的时候常常会出汗，汗水浸透衣衫和枕巾，此即为中医所说的盗汗。盗汗主要发生在入睡之后。中医将汗液称为心液，若汗液流失太多就会导致阴虚。

小儿盗汗通常不是病态，而是生理性的。入睡后一两个小时内出汗属于正常现象。孩子皮肤水分多，毛细血管丰富，新陈代谢旺盛，但自主神经调节功能不健全，再加上孩子为纯阳之体，因此稍微活动就易出汗。

除生理性盗汗外，缺钙导致的盗汗要适当补充钙、维生素 D 等。如果是结核病导致盗汗，要先进行结核病治疗。

小偏方

止汗小验方

小麦红枣汤：取浮小麦 30 克、生黄芪 10 克、红枣 20 枚，一同放入锅中，倒入适量清水煎汤，调入红糖服用。每天 1 次，连服 10 天。

偏方其实不神秘

浮小麦有益气除热、止汗之功，常用于治疗虚热多汗、盗汗、口舌干燥、心烦失眠等症；生黄芪补气固表止汗；红枣和红糖为中医常用之补益品。红枣归脾、胃经，可补中益气、养血安神；红糖富含维生素、微量元素，和浮小麦搭配可护脾健胃、补血止汗。此法并不适合所有盗汗患儿，如果采用上述方法没有效果，应当及时到医院诊治。

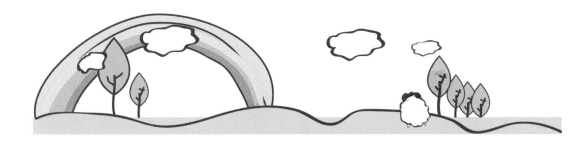

小儿肚子冷痛，用花椒粉贴肚脐

记得有位家长因为孩子肚子痛找过我，他告诉我，之前带孩子到医院看过西医，医生说孩子肚子痛是因为身体长得太快，吃些止痛药就可以了。当时医生给孩子开了颠茄片，让他在孩子肚子痛的时候给孩子吃半片。可是每次孩子服用过颠茄片之后都会口干、口渴，他非常担心长时间给孩子服这种药会产生副作用，问我有没有其他方法可以缓解孩子的症状。

孩子的舌苔为水滑苔，我断定孩子的肚子痛是寒邪所致，于是我给这位家长推荐了花椒粉敷肚脐的方法。后来他就采用这种方法为孩子止痛，效果非常好。

◉ 受寒肚子痛

中医认为痛则不通，通则不痛。不通的原因有很多，如着凉、伤食、虫积、便秘等。

上文中的孩子主要是因为寒邪凝滞于肠胃，导致胃肠痉挛。此类孩子的舌苔看上去好像刚从水中捞出，称为水滑苔。

小偏方

驱寒止痛小验方

花椒粉：取花椒 10 克，放入锅中炒至微焦，研磨成粉。孩子肚子痛的时候，取适量面粉、花椒粉和老陈醋一起调和成饼，贴到孩子的肚脐上，再将热水袋敷在饼上。

◉ 偏方其实不神秘

此法可治疗很多种类型的疼痛，比如胃痛，还有着凉、虫积、伤食而导致的腹痛等。花椒温中散寒而止痛，可治疗心腹冷痛、风寒湿痹、泄泻、虫积等。醋有活血通经的作用。肚脐上的神阙穴能温肠、散寒、止痛。孩子可能会对胶布过敏，所以贴的时间不能太久；有出血倾向者、外伤者忌用此法。不过如果孩子刚受外伤3天之内不能用此法，因为花椒性温，会加速血液循环，外伤前3天伤口仍然在出血，此法止痛易促进伤口出血，最好先用冰袋冷敷，3天之后采取此法。此法只能应一时之急，如果采用此法之后孩子腹痛没有显著改善，很可能是急腹症，应及时就诊。

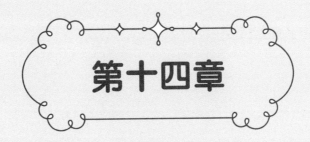

第十四章

美食帮忙，孕妈宝宝小病一扫光

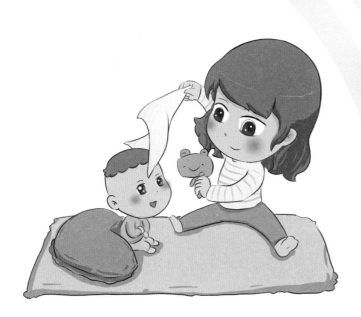

安胎食谱（孕妈食谱）

阿胶粥

原料: 鸡蛋2个，阿胶30克，糯米100克，盐少许。

做法：

（1）将鸡蛋打入碗内，搅匀。

（2）糯米淘洗干净，用清水浸泡1小时。

（3）锅内放入清水，大火烧开后加入糯米，再次煮沸，改小火熬煮至熟。

（4）放入阿胶稍煮，淋入蛋液，待两三滚后再加入少许盐调味即可。

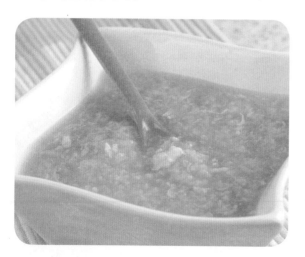

推荐理由

这款粥养血安胎，适用于妊娠胎动不安、小腹坠痛、胎漏下血、先兆流产等症。

葡萄莲子汤

原料：葡萄干50克，莲子100克。

做法：

（1）将莲子剖开去心，洗净。

（2）将葡萄干洗净。

（3）将莲子与葡萄干一起放入砂锅内，加入800毫升水，大火煮沸改小火，煲至莲子熟烂即可。

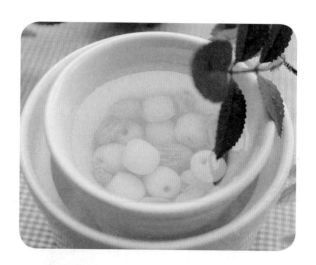

推荐理由

莲子是安胎食物中的佳品，对于预防早产、流产、准妈妈腰酸很有效果。此汤具有益肝、安胎的良好作用。

莲子芋肉粥

原料：糯米100克，莲子、山芋（或红薯）各60克，白糖适量。

做法：

（1）将莲子洗净，去心；山芋洗净去皮，切块；再将莲子、山芋块用水泡软，冲洗干净；糯米淘洗干净。

（2）将莲子、山芋块、糯米一起放入锅中煮成粥，粥熟时加入白糖略煮即可。

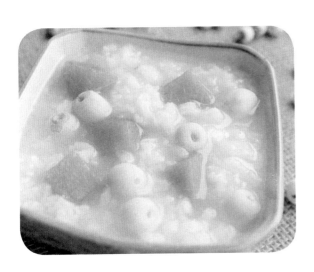

推荐理由

　　此粥有补肾安胎的作用。非常适合怀孕早期准妈妈食用，可以预防先兆流产，还能增加营养。

清蒸砂仁鲈鱼

原料：鲈鱼250克，砂仁10克，生姜10克，香油、料酒、盐各适量。

做法：

（1）将砂仁洗净，沥干，捣成末；生姜去外皮，洗净，切成细丝。

（2）鲈鱼处理干净，抹干水分，把砂仁末、生姜细丝装入鲈鱼腹中，置于大盘中。

（3）再加入香油、料酒、盐，及少许清水，置蒸笼内蒸至鱼肉熟透即可。

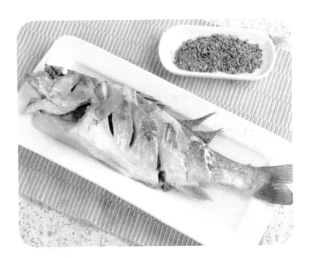

推荐理由

　　这款菜可安胎、止吐、醒胃，对于准妈妈怀孕期间呕吐不止、胎动不安，有较好的疗效，还能增加准妈妈的食欲。

糖醋藕片

原料：莲藕 300 克，花生油 15 克，香油、料酒各 5 克，白糖 10 克，花椒、葱花、米醋、盐各适量。

做法：

（1）将莲藕去节、去皮，粗节一剖两半，切成薄片，用清水洗净。

（2）锅入花生油烧至七成热，投入花椒，炸香后捞出，再下葱花略煸，倒入藕片翻炒，加入料酒、米醋、白糖、盐，翻炒均匀，待藕片熟后，淋入香油即可。

安胎鲤鱼粥

原料：鲤鱼 1 尾，苎麻根 1.5 克，糯米 100 克，葱花、姜片、料酒、盐各适量。

做法：

（1）鲤鱼处理干净，切成小块；苎麻根放入砂锅中加适量清水熬煮，去渣留汁备用；糯米淘洗干净。

（2）锅中加适量清水，放入鲤鱼块、葱花、姜片、料酒煮汤。

（3）另起一锅，放入糯米及鲤鱼汤、适量清水煮粥；粥将熟时，放入药汁、鲤鱼肉稍煮，加少许盐调味即可。

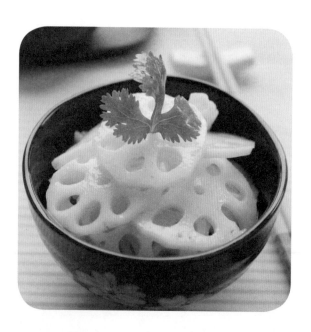

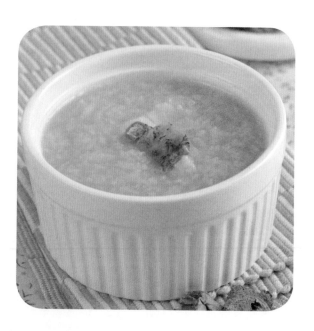

推荐理由

莲藕有止血、止泻的功效，准妈妈食用有利于安胎和防止流产。

推荐理由

此粥可安胎、止血、消肿，可防治胎动不安、尿少浮肿等症。

补血食谱（孕妈食谱）

红枣枸杞粥

原料：红枣50克，糯米100克，枸杞、白糖各适量。

做法：

（1）将红枣、枸杞洗净，用温水浸泡30分钟。

（2）将糯米洗净后，加适量清水、红枣一起煮粥，待沸腾后再放入枸杞。

（3）食用时，加适量白糖调味即可。

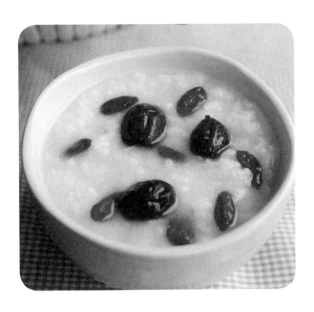

菠菜猪肝汤

原料：猪肝200克，菠菜250克，香油5克，姜片、淀粉、高汤、酱油、盐各适量。

做法：

（1）菠菜洗净，切段，放入热水汆烫后沥干水分。

（2）猪肝洗净，切片，加酱油、淀粉拌匀腌渍10分钟，放入热水中汆烫，捞出沥干。

（3）锅中倒入6杯高汤煮开，放入姜片及猪肝煮熟，再加入菠菜，最后加少许盐调味即可。

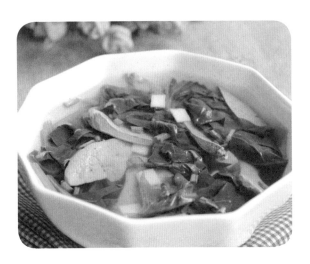

> **推荐理由**
> 红枣是补血佳品，枸杞善补肝肾、补血养颜，此粥极适合准妈妈食用。

> **推荐理由**
> 猪肝有补肝养血、明目的作用，菠菜有补血的功效。猪肝与菠菜相搭配，营养价值更高。

番茄炖牛肉

原料：牛肉、番茄各 150 克，葱花、姜末、食用油、酱油、料酒、盐各适量。

做法：

（1）牛肉洗净切块，放入热水中撇去血沫。

（2）番茄洗净，切块。

（3）锅入油烧热，放入牛肉、酱油，炒至变色，放入葱花、姜末、精盐、料酒稍炒，加水浸过牛肉，煮开后放入番茄，炖烂即可。

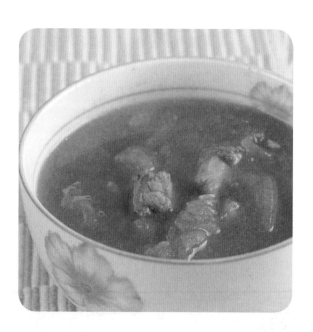

推荐理由

此菜富含蛋白质、维生素、钙等营养素，有补脾胃、益气血、补虚弱、壮筋骨的功效，可清热生津、补中益气、化痰熄风、强健筋骨，适用于孕期及产后调补。

羊肉冬瓜汤

原料：瘦羊肉 100 克，冬瓜 200 克，葱花、姜末、食用油、酱油、盐各适量。

做法：

（1）羊肉洗净切片，用酱油、精盐、葱花、姜末腌渍片刻。

（2）冬瓜去皮，洗净、切片。

（3）锅入油烧热，下冬瓜片略炒，加适量清水煮沸，放入腌好的羊肉片，小火炖熟即可。

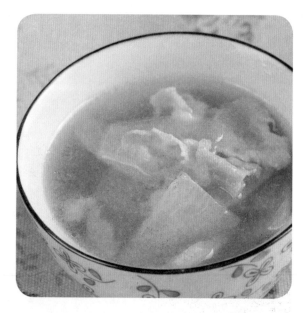

推荐理由

羊肉有营养滋补的作用。冬瓜含有丰富的维生素 C、维生素 B_1、维生素 B_2、钙、磷、铁、蛋白质等成分，有利尿消肿的功效。此汤是准妈妈补精血、益虚劳的佳品。

核桃明珠

原料：鲜虾 300 克，核桃 50 克，芦笋、胡萝卜、蒜蓉、绍兴酒、盐、白糖、淀粉、蛋白、芝麻油、胡椒粉、蚝油各适量。

做法：

（1）将芦笋和胡萝卜分别洗净切成小块；核桃去皮取肉，放入开水中煮 3 分钟，捞出沥干，放入油锅中炸至微黄色，盛出备用。

（2）虾去壳、去虾线，用盐腌渍片刻，加入盐、白糖、淀粉、蛋白、胡椒粉、蚝油拌匀。

（3）锅入油烧热，下蒜蓉爆香，加入芦笋、胡萝卜略炒，放入虾，加绍兴酒，下核桃肉，急火炒至虾熟，淋入芝麻油即可。

花生米粥

原料：花生米、粳米各 100 克，冰糖适量。

做法：

（1）花生米用水浸泡 5 ~ 6 小时，换水洗净；粳米淘洗干净。

（2）锅中加适量清水，放入粳米，先用大火煮沸，加入花生米，改小火熬至粥熟，加适量冰糖调味即可。

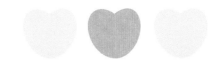

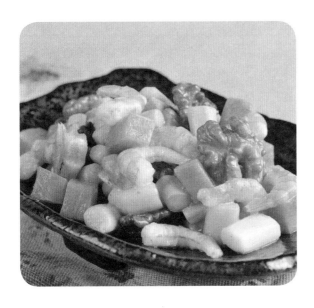

推荐理由

　　鲜虾、核桃富含蛋白质和不饱和脂肪酸，有补血的功效。

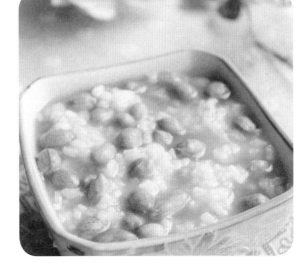

推荐理由

　　花生是补血的好食材。这款粥制作简单，可养血补血、补脾止血、滋补润肺。

补钙食谱（孕妈食谱）

紫菜虾皮汤

原料：紫菜、虾皮各 20 克，食用油、芝麻油、醋、料酒、酱油、盐各适量。

做法：

（1）将虾皮洗净，加适量料酒腌渍片刻备用。

（2）紫菜洗净，放入清水中浸泡，撕成块备用。

（3）锅入油烧热，倒入酱油炝锅，再倒入适量清水烧开，放入紫菜、虾皮，大火煮沸。

（4）加适量醋和盐调味，淋入芝麻油即可。

糖醋排骨

原料：猪排骨 300 克，姜片、食用油、淀粉、料酒、醋、白糖、盐、香油各适量。

做法：

（1）猪排骨洗净，剁成块。

（2）锅入油烧热，下姜片爆香，放入猪排骨略炒，加适量清水、料酒、醋、白糖、盐一起炖煮。

（3）至猪排骨熟烂后，加水淀粉勾芡，淋少许香油即可。

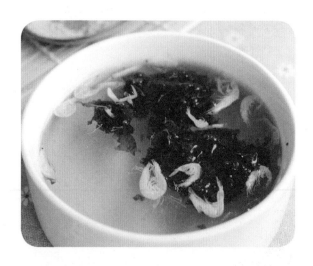

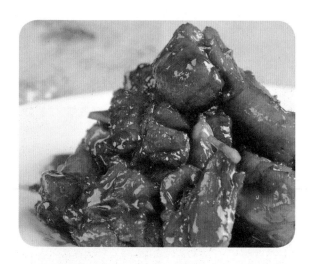

推荐理由

这款汤可补钙壮骨、防病补虚。

推荐理由

排骨加醋后钙容易吸收，是准妈妈的保健佳品。

豆腐酿肉

原料：豆腐300克，猪肉100克，葱花、姜末、淀粉（玉米）、酱油、蚝油、白糖、盐各适量。

做法：

（1）将猪肉洗净，剁成肉泥，加葱花、姜末、白糖、盐、酱油、少许蚝油调味，拌匀。

（2）豆腐洗净，切成立方体，用小汤匙在表面挖个小洞。

（3）将肉馅填入豆腐内，摆入盘中，入蒸笼，蒸15～20分钟，出锅。

（4）箅出汤汁，倒入锅中，加水淀粉勾芡，淋在豆腐上即可。

时蔬牛骨汤

原料：牛骨500克，胡萝卜200克，番茄、西蓝花各100克，洋葱1个，黑胡椒、盐各适量。

做法：

（1）牛骨切成大段，洗净，放入开水中煮5分钟，捞出后用清水冲洗干净。

（2）胡萝卜去皮、洗净，切成大片；番茄洗净，对切成4块；西蓝花洗净，切大块；洋葱去最外层皮、洗净，切块。

（3）锅入油烧热，放入洋葱，小火炒香，再加入牛骨和适量的水和各种食材煮两小时，最后放盐、黑胡椒调味即可。

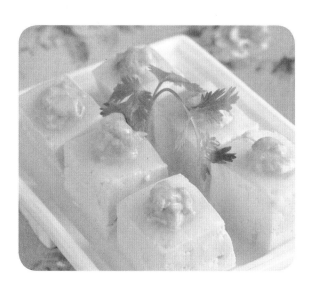

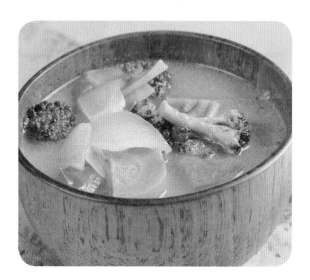

推荐理由

　　豆腐含钙丰富，经常食用有助于强健骨骼和牙齿；猪肉具有补中益气、滋养脾胃等功效，是日常生活中钙质的优良来源之一。豆腐与猪肉搭配补益效果更甚。

推荐理由

　　牛骨中含有丰富的钙，胡萝卜、西蓝花和番茄中则富含多种维生素和矿物质。这款汤中富含钙质及多种营养。需要注意的是做汤的时候不要放太多的骨头，以免油脂过多。

豆焖鸡翅

原料: 黄豆50克,水发海带50克,胡萝卜条50克,鸡翅4只,葱花、姜片、姜汁、食用油、花椒、盐各适量。

做法:

（1）黄豆、海带分别洗净,加葱花、姜片及适量清水煮熟;鸡翅洗净,用花椒水、姜汁、盐腌渍入味。

（2）锅入油烧热,下腌好的鸡翅,翻炒至变色,加入煮好的黄豆、海带及适量清水,转小火一同焖至汁浓,加少许盐调味即可。

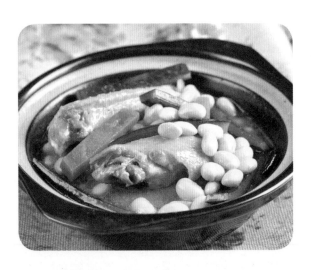

推荐理由

　　这款菜荤素搭配,营养丰富,富含胡萝卜素、优质蛋白质、多种维生素及钙、磷、铁、碘等矿物质,非常适合孕期及产后食用。

虾皮萝卜丝

原料: 粉丝100克,白萝卜100克,虾皮30克、葱花、姜末、香油、酱油、盐各适量。

做法:

（1）将粉丝用温水泡软,控水,切段;白萝卜洗净,切丝。

（2）锅入油烧热,放入葱花、姜末炒香,然后下虾皮、萝卜丝翻炒,放入酱油调味,见萝卜丝开始出水时加入粉丝,放少许盐调味,收汁后淋上香油即可。

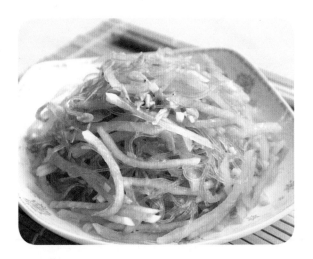

推荐理由

　　这款菜制作简单,富含多种维生素及钙质,是孕期及产后补钙的好选择。

补锌食谱（孕妈食谱）

鱼松粥

原料：鲈鱼约 300 克，芦笋 1 根，大米 100 克，食用油、盐各适量。

做法：

（1）大米淘洗干净，放入锅中，加入适量清水，熬煮成粥。芦笋削去根部老硬部分，放入沸水中氽烫 1 分钟，取出沥水，切成碎末。

（2）鲈鱼去鳞、去内脏，清洗干净，大火蒸 10 分钟至熟。

（3）取出鲈鱼，去掉皮和骨头，留鱼肉待用。

（4）锅入油烧热，放入鱼肉，翻炒 10 分钟，加入盐调味，即成鱼松。

（5）将煮好的米粥盛入小碗内，加入炒好的鱼松和芦笋碎末即可。

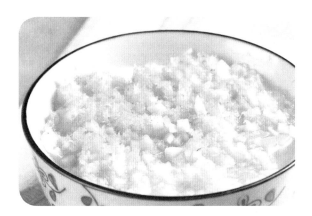

推荐理由

这款粥是补锌的佳品。

虾仁粥

原料：

虾仁 50 克，粳米 100 克，葱花、香菜末、盐各适量。

做法：

（1）将虾仁去壳，去虾线、洗净，放入清水中浸泡 30 分钟。

（2）粳米淘洗干净，与虾仁及适量清水一起煮粥。

（3）粥熟后，加葱花、少许盐调味，出锅后撒上香菜末即可。

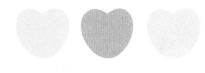

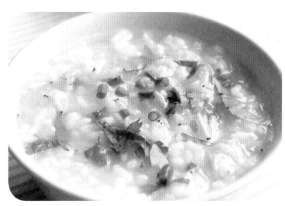

推荐理由

经常食用可提高身体免疫力。

香菇炒肉

原料: 瘦猪肉200克, 鲜香菇200克, 葱花、姜末、食用油、淀粉（玉米）、胡椒粉、酱油、盐各适量。

做法:

（1）香菇洗净, 切片; 猪瘦肉洗净、切片, 加入葱花、姜末、淀粉、酱油、盐腌渍15分钟。

（2）锅入油烧热, 放入腌渍好的肉片, 炒至变色盛起。

（3）将香菇放入锅中, 加盐、酱油、少量清水, 炖煮片刻。

（4）香菇将熟时放入肉片, 翻炒均匀, 加少量胡椒粉调味即可。

鸡蛋煎鱼子

原料: 鱼子50克, 鸡蛋3个, 食用油、盐各适量。

做法:

（1）鱼子洗净, 隔水蒸熟, 捣成泥。

（2）取一只碗, 放入鱼子泥, 打入鸡蛋, 放少许盐, 搅拌均匀。

（3）锅入油烧热, 倒入蛋液, 小火煎熟即可。

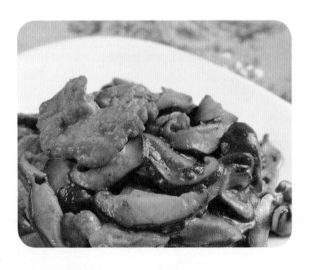

推荐理由

　　香菇和猪肉中都含有锌, 适合准妈妈食用。

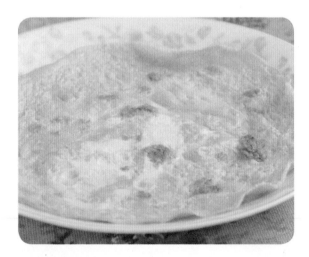

推荐理由

　　蛋黄、鱼子中都含有一定量的锌, 适合准妈妈孕晚期补锌食用。

油泼莴笋

原料：嫩莴笋 200 克，葱花 10 克，食用油、花椒、盐各适量。

做法：

（1）莴笋去皮洗净，切成条状，放入沸水中待水再次滚开，捞出沥干，放在盘中，加入少许盐腌渍片刻。

（2）锅入油烧热，放入花椒，炸出香味，捞出花椒，将油淋入摆放好的莴笋上，撒上葱花即可。

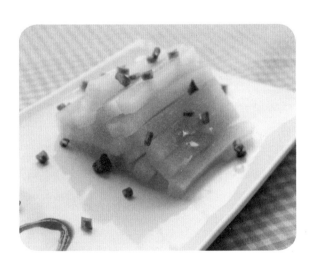

推荐理由

　　莴笋所含锌和其他矿物质都比别的蔬菜高。这款菜清淡爽口，是准妈妈补锌的理想佳肴。

胡萝卜番茄汤

原料：胡萝卜 100 克，番茄 150 克，鸡蛋 1 个，葱花、姜片、食用油、盐各适量。

做法：

（1）将胡萝卜、番茄分别洗净，去皮切厚片；鸡蛋打散，制成蛋液。

（2）锅入油烧热，下姜片爆香，放入胡萝卜片稍炒，加适量清水，中火烧开。

（3）待胡萝卜熟时，放入番茄稍煮，均匀倒入蛋液，加少许盐调味，出锅后撒上葱花即可。

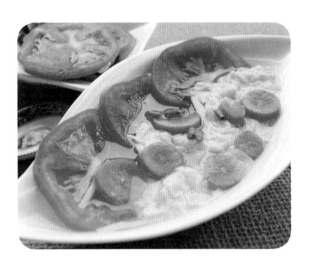

推荐理由

　　番茄、胡萝卜都含有锌。这款汤富含胡萝卜素、优质蛋白质、多种维生素及矿物质，有良好的清热解毒，健脾开胃的功效。

胎宝宝益智食谱（孕妈食谱）

豆浆果仁粥

原料：豆浆 250 毫升，榛仁 25 克，瓜子仁 25 克，大米 50 克，小米 50 克。

做法：

（1）果仁炒熟，压碎。

（2）大米、小米洗净，放入锅中，加适量水煮粥。

（3）粥熟后加入豆浆，再次煮开，放入碎果仁，拌匀煮沸即可。

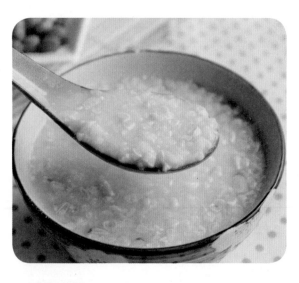

推荐理由

　　榛仁、瓜子仁都含有油脂、多不饱和脂肪酸等，有利于大脑的发育。大米、小米都是益智食品，并提供一定量的葡萄糖，对于促进胎宝宝大脑和神经系统的功能十分有利。

核桃芝麻粥

原料：核桃仁 100 克，芝麻、粳米各 50 克。

做法：

（1）将核桃仁和芝麻研成细末。

（2）粳米洗净，加适量水煮粥，粥熟后加入核桃仁、芝麻，拌匀煮沸即可。

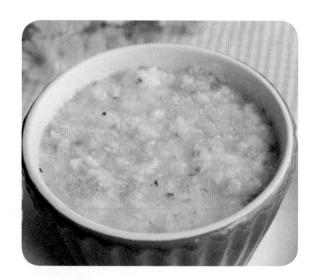

推荐理由

　　核桃、芝麻中都含有DHA，DHA能够促进胎宝宝脑部发育。

花生鱼头汤

原料：鳙鱼头1个，花生仁100克，腐竹10克，红枣6颗，小油菜两棵，姜片、食用油、胡椒粉、盐各适量。

做法：

（1）花生仁洗净，用清水浸泡半小时；腐竹洗净、浸软，切小段；红枣去核，洗净。

（2）鱼头洗净，斩开两边，下油锅略煎。

（3）把花生仁、红枣、姜片放入锅中，加适量清水，大火煮沸后，改小火煲1小时，放入鱼头、腐竹、小油菜再煲1小时，最后加盐、胡椒粉调味即可。

清蒸三文鱼

原料：三文鱼200克，芦笋100克，洋葱1个，食用油、蒸鱼豉油、胡椒粉、酱油、盐各适量。

做法：

（1）三文鱼、芦笋、洋葱分别洗净；将三文鱼切成片，用少量盐、酱油、胡椒粉腌渍入味；将芦笋去掉硬皮、切段，加少许盐腌渍片刻；将洋葱切成鱼片大小的片。

（2）摆盘时取一片洋葱、一片三文鱼依次摆入，将芦笋段放至间隙处。

（3）蒸锅加水，待水沸后将盛有三文鱼的盘子放入蒸格，5分钟后开盖出锅。

（4）炒锅加热，倒入食用油、蒸鱼豉油，油热后淋在三文鱼上即可。

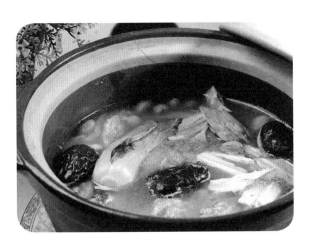

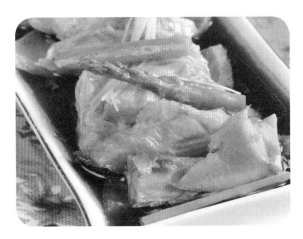

推荐理由

鳙鱼头营养丰富，肉质鲜美，除了富含蛋白质、钙、磷、铁之外，还含有丰富的DHA，对胎儿大脑有天然的滋补作用。

推荐理由

三文鱼享有"水中珍品"的美誉。它含有丰富的不饱和脂肪酸，能够增强脑部功能。由于三文鱼肉质细嫩，易熟，所以蒸的时间一定不能太长。

枸杞松子爆鸡丁

原料：鸡肉 250 克，枸杞子 10 克，松子、核桃仁各 20 克，鸡蛋 1 个，葱末、姜末、蒜末、食用油、胡椒粉、玉米粉、鸡汤、酱油、料酒、白糖、盐各适量。

做法：

（1）将鸡肉洗净，剁成丁，加入盐、料酒、酱油、胡椒粉、鸡蛋、玉米粉抓匀，入热油锅内炒熟，捞出控油。

（2）锅入油烧热，放入核桃仁、松子炒熟。枸杞子放入小碗内，隔水蒸 20 分钟。

（3）锅中放入葱末、姜末、蒜末、盐、酱油、料酒、胡椒粉、白糖、玉米粉、鸡汤调成的调料汁，然后倒入鸡丁翻炒，再下核桃仁、松子仁炒匀即可。

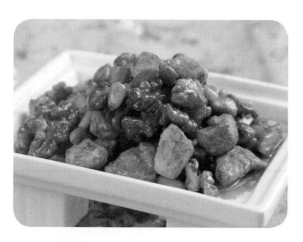

推荐理由

这款菜有养目提神、健脑、生智、生发、护肝、养血补气的作用。准妈妈食用有利于母体健康和胎宝宝大脑发育。

海米海带丝

原料：海米 50 克，海带丝 200 克，姜丝、料酒、酱油、香油各适量。

做法：

（1）将海米洗净，入蒸锅隔水蒸至柔软，取出备用。

（2）将海带丝洗净，焯水，捞出沥干，加入料酒腌渍片刻。

（3）将海带丝放入盘中，放入姜丝、海米，加入酱油，淋上香油拌匀即可。

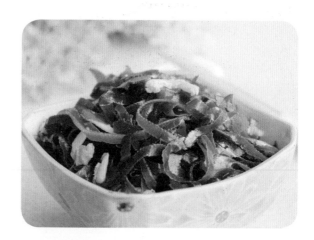

推荐理由

海米和海带属于海产品，适当多吃对胎宝宝的大脑发育非常有益。

排恶露食谱（孕妈食谱）

红豆糖水

原料：红豆200克，白糖、淀粉（红薯）、陈皮各适量。

做法：

（1）将红豆洗净，泡在热水里两个小时，捞出沥干。

（2）将红豆倒入高压锅中，加适量清水，大火烧至发出吱吱声立即关火焖烂。

（3）将红豆及汤倒入铁锅中，放入洗净的陈皮煮沸，加入白糖再次煮沸。

（4）用淀粉勾芡，一边倒一边用汤勺搅拌，以免粘锅，煮开即可。

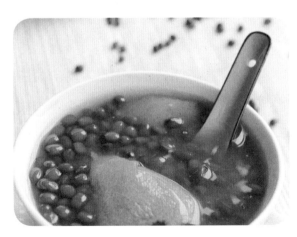

推荐理由

　　这款红豆糖水，可除热、通便、缓解水肿，还有利于恶露排出。

红糖荷包蛋

原料：鸡蛋两个，红糖适量。

做法：

（1）锅中放入适量清水烧沸，将鸡蛋磕入沸水中，不要搅动，待蛋清凝固后转小火炖煮。

（2）将鸡蛋煮熟成荷包蛋，放入适量红糖调味即可。

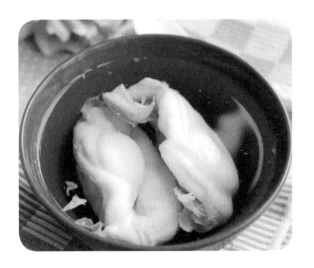

推荐理由

　　鸡蛋的蛋白质中含有丰富的人体必需氨基酸，其组成比例适合人体需要。红糖具有补血、活血、通瘀及排恶露的功效。这款糖水荷包蛋口味清甜，易于消化吸收，非常适合产后新妈妈食用。

麻油猪肝

原料：猪肝 150 克，香油 20 克，姜片、料酒、盐各适量。

做法：

（1）猪肝洗净沥干，切成薄片。

（2）锅入香油烧热，下姜片爆香，放入猪肝大火快炒。

（3）煸炒至猪肝熟后，烹入料酒，加少许盐调味即可。

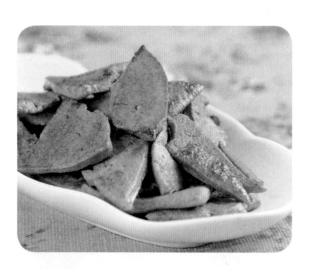

推荐理由

香油有促进恶露代谢，增加子宫收缩的功效；猪肝富含维生素 B_1 和铁。这款菜不仅能促进恶露排出，还能帮助新妈妈预防缺铁性贫血。

花生鸡脚汤

原料：鸡爪 10 只，花生 50 克，姜片、黄酒、盐各适量。

做法：

（1）将鸡爪剪去爪尖，洗净；把花生放入温水中浸泡半个小时，洗净备用。

（2）锅中放适量清水，大火烧沸后，放入鸡爪、花生、姜片、黄酒继续烧沸，改小火加盖炖煮两小时，加适量盐调味即可。

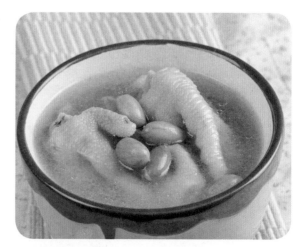

推荐理由

此汤具有养血催乳、活血止血、强筋健骨的功效，非常适合产后妈妈食用，可以促进乳汁分泌，且有利于子宫恢复，还可促进恶露排出。

栗子黄焖鸡

原料：鸡 1 只，栗子 200 克，葱段、姜片、食用油、高汤、太白粉、料酒、白糖、盐各适量。

做法：

（1）鸡处理干净，洗净，剁块，用少许太白粉、盐腌渍片刻。

（2）栗子剥去外皮，用油炸至皮紧。

（3）锅入油烧热，放入鸡块，炸至金黄色倒出。

（4）锅留底油，下葱姜稍炒，下鸡块及高汤，加料酒、白糖、盐调味，中火焖煮 25 分钟（烧煮之中放入栗子），鸡熟汁浓时起锅，挑去葱、姜，用太白粉勾芡即可。

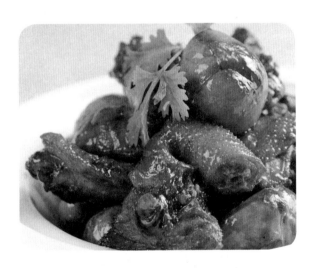

推荐理由

　　栗子养胃健脾、补肾强筋、活血止血，与生精养血、培补五脏的鸡肉搭配，有补而不腻之效，还能促进恶露排出及子宫复位。

小米鸡蛋红糖粥

原料：小米 100 克，鸡蛋两个，红糖适量。

做法：

（1）小米洗净，用清水浸泡 30 分钟；鸡蛋打散，制成蛋液。

（2）将小米及泡米的水倒入锅中，大火煮沸，改小火熬煮成粥。

（3）粥熟后，放入蛋液搅拌均匀，稍煮后，加适量红糖调味即可。

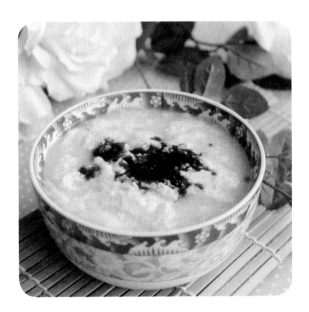

推荐理由

　　小米营养丰富，是产后补养的佳品。与鸡蛋、红糖一起食用，可以补脾胃、益气血、活筋脉，促进恶露排出。

催乳食谱（孕妈食谱）

鲢鱼丝瓜汤

原料：鲢鱼 1 条，丝瓜 300 克，姜 10 克，盐适量。

做法：

（1）鲢鱼去鳞、去鳃、去内脏，洗净后切成块；丝瓜去皮，洗净后切段；姜洗净，切片。

（2）锅中加适量清水，放入鲢鱼块、丝瓜段和姜片，大火煮沸后改小火炖至食材皆熟，加少许盐调味即可。

推荐理由

这款汤可通乳、补血，适合因气血亏虚而乳汁不足的新妈妈食用。

花生炖猪蹄

原料：花生 100 克，猪蹄 500 克，盐适量。

做法：

（1）花生洗净；猪蹄刮洗干净，切成段。

（2）锅中放适量清水，放入花生、猪蹄同煮。

（3）先用大火煮沸，再改小火煮约两小时，直至猪蹄熟烂，最后用盐调味即可。

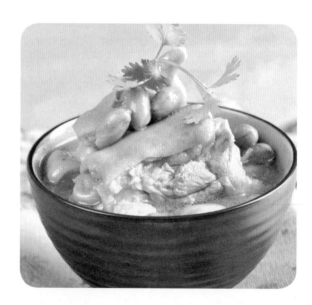

推荐理由

此菜含有丰富的胶原蛋白，有养血滋阴的作用，可通乳，适合乳少或停乳的新妈妈食用。

黄豆排骨汤

原料：猪排骨 300 克，黄豆 100 克，大枣 10 枚，黄芪、通草各 20 克，姜片、盐各适量。

做法：

（1）猪排骨洗净，剁成块。

（2）黄豆、大枣、生姜洗净；黄芪、通草洗净，包成药包。

（3）锅中加适量清水，煮沸后加入排骨、黄豆、大枣、生姜和药包，煮两个小时，拣去药包、姜片、加盐调味即可。

红枣鲤鱼汤

原料：鲤鱼 1 尾，红枣 30 克，料酒、盐各适量。

做法：

（1）将红枣去核，用清水冲洗干净。

（2）将鲤鱼处理干净，洗净后放入锅中，加适量清水、红枣、盐、料酒一起炖煮，煮至鱼肉熟烂即可。

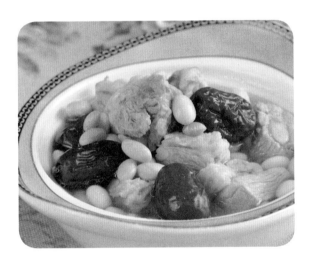

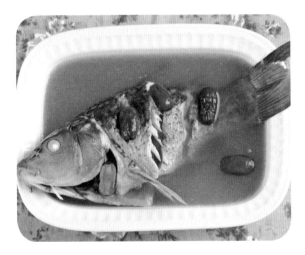

推荐理由

此汤可益气养血、通经络，适用产褥期气血虚弱所致的缺乳、少乳等症。

推荐理由

此汤可以养血催乳，补益五脏，健脾行水，非常适合产后新妈妈食用。

佝偻病（宝宝食谱）

蔬菜鱼肉粥

原料：鱼肉30克，胡萝卜半个，海带清汤1杯，萝卜20克，酱油适量，米饭半碗。

做法：

（1）将鱼刺剔净，鱼肉炖熟并捣碎。

（2）将萝卜、胡萝卜用擦菜板擦好。

（3）将米饭、海带清汤及鱼肉、蔬菜一起倒入锅内同煮。

（4）煮至黏稠时，放少许酱油调味即可。

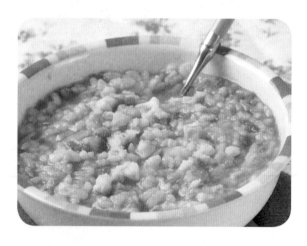

推荐理由

鱼肉中富含维生素A、铁、钙、磷等，且肉质细腻鲜嫩、营养丰富，非常适合宝宝食用。

什锦补钙粥

原料：鱼肉50克，嫩豆腐25克，粳米25克，青菜25克，熟植物油少许。

做法：

（1）粳米洗净，放入清水中浸泡30分钟。

（2）鱼肉放入锅中煮熟，留汤备用，将鱼肉的刺剔除干净，压制成泥。豆腐洗净后用勺子压制成泥，青菜洗净后切成末。

（3）锅中加适量清水，将粳米连同泡米的水一起倒入锅中，大火煮沸后放入鱼肉泥和鱼汤，改小火熬煮成粥。将豆腐泥和青菜末放入锅中，加少许熟植物油，继续煮沸即可。

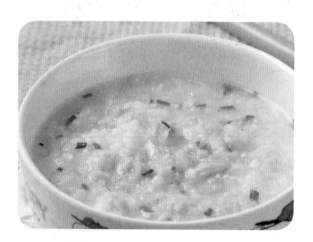

推荐理由

此粥营养合理，而且富含优质蛋白质及钙质，是防治佝偻病的好选择。

番茄鱼糊

原料：净鱼肉 100 克，番茄 70 克，盐两克，鸡汤 200 克。

做法：

（1）将净鱼肉放入开水锅中煮熟，除去骨刺和皮。

（2）番茄用开水烫一下，剥去皮，切成碎末。

（3）将鸡汤倒入锅内，加入鱼肉同煮，再加入番茄末稍煮，用少许盐调味，小火煮成糊状即可。

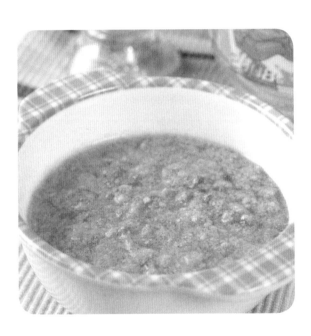

> **推荐理由**
>
> 　　此菜含有丰富的蛋白质、钙、磷、铁和维生素 C、维生素 B$_1$、维生素 B$_2$ 及胡萝卜素等多种营养素，有助于宝宝的生长发育，是钙质的良好来源之一。本品适合 5 个月以上的宝宝食用。

蛋黄豌豆糊

原料：荷兰豆 100 克，鸡蛋 1 个，大米 50 克，盐适量。

做法：

（1）将荷兰豆去掉豆荚，放进搅拌机中搅成蓉，或用刀剁成豆蓉。

（2）将整个鸡蛋煮熟捞起，然后放入凉水中浸一下，去壳，取出蛋黄，压成蛋黄泥。

（3）大米洗净，在清水中浸泡 30 分钟，连水、豆蓉一起煲约 1 小时，煲成半糊状。

（4）拌入蛋黄泥，加入少许盐调味，再煲约 5 分钟即可。

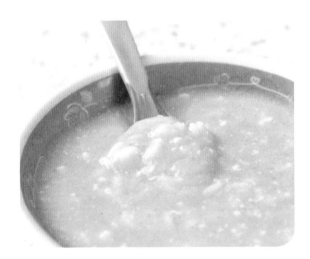

> **推荐理由**
>
> 　　6 个月的宝宝开始出乳牙，骨骼也在发育，这时必须供给充足的钙质。此菜是钙质补充的良好来源，同时还有健脑作用，适宜 6 个月以上的宝宝食用。

缺铁性贫血（宝宝食谱）

鸡肝胡萝卜粥

原料：胡萝卜 50 克，鸡肝 100 克，粳米 100 克，盐适量。

做法：

（1）鸡肝洗净、切片，倒入沸水锅中略焯，捞出沥去水分。

（2）胡萝卜洗净、切丁，粳米洗净、放清水中浸泡 30 分钟。

（3）锅中加适量清水，倒入泡好的粳米，用大火煮沸后改小火熬煮成粥。

（4）将鸡肝片倒入锅中，煮约 15 分钟。

（5）将胡萝卜丁倒入锅中，加适量盐调味，煮 10 分钟即可。

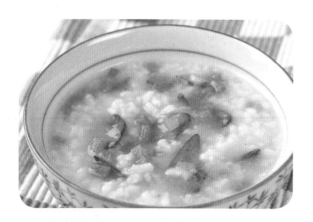

推荐理由

这款粥中铁质丰富，是宝宝补血的好选择。

肝泥蛋羹

原料：猪肝 35 克，鸡蛋 1 个，香油两克，葱姜水、盐适量。

做法：

（1）将猪肝洗净切片，放入开水锅中焯一下，捞出，剁成肝泥。

（2）将鸡蛋磕入碗内，调成蛋液。

（3）将肝泥、蛋液混合，加入葱姜水、少许盐调味，搅拌均匀，入锅隔水蒸 15 分钟即可。

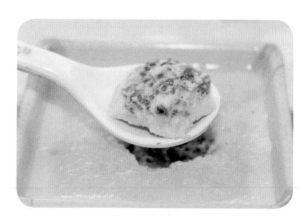

推荐理由

这是利用动物肝脏和蛋黄补充铁质的一道佳肴，适合贫血宝宝在日常膳食中经常食用。

肉蛋豆腐粥

原料：大米 50 克，瘦猪肉 25 克，嫩豆腐 15 克，鸡蛋 1 个。

做法：

（1）将瘦猪肉洗净剁成泥，豆腐洗净研碎，鸡蛋去壳，蛋液搅散。

（2）将大米洗净，放入锅中，与适量清水一起煮粥，至八成熟时，放入肉泥，继续煮熟。

（3）将豆腐、蛋液倒入肉粥中，旺火煮至蛋熟即可。

猪肝黄豆煲

原料：猪肝 100 克，黄豆 50 克，盐适量。

做法：

（1）将猪肝反复用流动的水冲洗数遍，洗净，切片。

（2）黄豆洗净，用清水浸泡两小时。

（3）锅中放适量清水，入猪肝片、黄豆一起煲汤。

（4）至猪肝、黄豆熟烂，加适量盐调味即可。

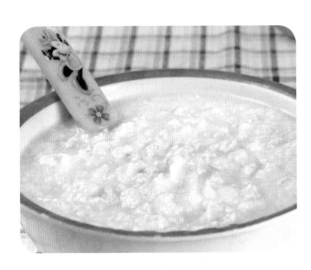

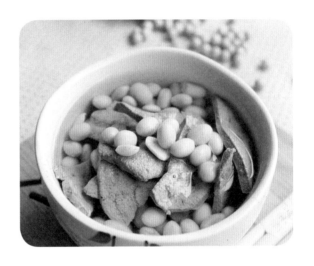

推荐理由

经常食用有助于宝宝防治缺铁性贫血及营养不良。

推荐理由

猪肝中含有丰富的铁，和黄豆搭配食用，更有利于铁质的吸收，非常适合宝宝食用。

免疫力低下（宝宝食谱）

莲子蛋奶西米羹

原料：莲子 100 克，西米 50 克，鸡蛋 100 克，牛奶 500 毫升，姜、冰糖各适量。

做法：

（1）将西米放入冷水中浸泡，泡开后沥去水分备用。

（2）莲子洗净，姜洗净后切片，鸡蛋制成蛋液。

（3）锅中加适量清水，放入莲子、姜片，大火煮沸改小火炖至莲子软烂。

（4）将姜片捞出，放入冰糖煮至溶化。

（5）倒入牛奶，煮开后将蛋液倒入，煮熟即可。

苋菜小鱼粥

原料：大米 50 克，银鱼 100 克，苋菜 25 克，盐两克。

做法：

（1）将苋菜洗净，焯水捞出后立即放入冷水中泡凉，再捞出沥干水分，切成小段。

（2）小银鱼泡水，洗净备用。

（3）大米洗净煮成粥，放入苋菜及小银鱼煮熟，加少许盐调味稍煮即可。

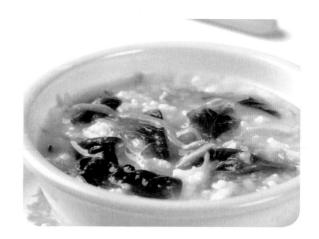

推荐理由

这款莲子羹可开胃防病，强身健体。

推荐理由

苋菜与银鱼搭配煮粥，不仅能促进宝宝的生长发育，还能提高宝宝的免疫力。

便秘(宝宝食谱)

红薯粥

原料:红薯 250 克,粳米 60 克,白糖适量。

做法:

(1)将红薯(以红皮黄心者为好)洗净,去皮切成小块,加水与粳米同煮成粥。

(2)待粥熟时,加入适量白糖调味,再次煮沸即可。

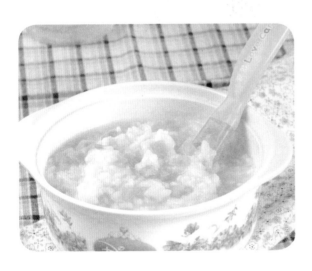

推荐理由

红薯富含碳水化合物、粗纤维、钙、磷、铁及维生素 A、维生素 C,其所含蛋白质比大米、白面更多。因此,吃红薯是药食并用,宝宝大便秘结吃上几次红薯粥,即可好转。

银耳橙汁

原料:银耳 10 ~ 15 克,鲜橙汁 20 毫升。

做法:

(1)银耳洗净,用清水浸泡两小时。

(2)将泡软的银耳放入碗内,至锅中隔水蒸熟。

(3)取出银耳,放入鲜橙汁,搅拌均匀即可。

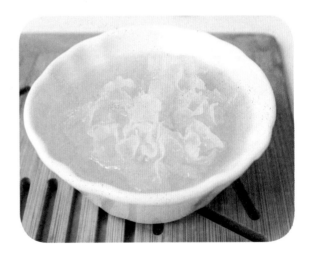

推荐理由

银耳能清肺去热,尤其适合肺热上火及便秘的宝宝食用。橙汁富含各种维生素,有促进宝宝消化的作用。这款银耳橙汁酸甜爽口,很受宝宝的欢迎,防治便秘的功效显著。

玉米鸡蛋羹

原料：玉米粒 250 克，鸡蛋 150 克，白糖、水淀粉各适量。

做法：

（1）鸡蛋打散制成蛋液，玉米洗净后沥干水分。

（2）锅中加适量清水，煮沸后倒入玉米粒，加适量白糖调味，煮熟。

（3）将蛋液倒入锅中，最后用水淀粉勾芡即可。

黑芝麻香奶粥

做法：鲜牛奶 200 克，粳米 100 克，黑芝麻 25 克，白糖少许。

做法：

（1）粳米洗净，倒入清水中浸泡 30 分钟。

（2）锅中加适量清水，倒入粳米，大火煮沸后改小火熬煮成粥。

（3）将鲜牛奶倒入锅中，改中火煮沸，加适量白糖调味，最后撒上黑芝麻即可。

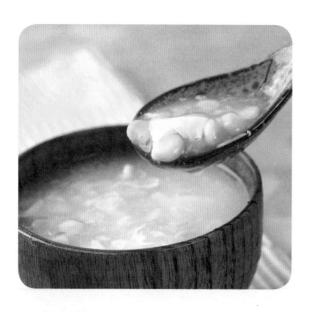

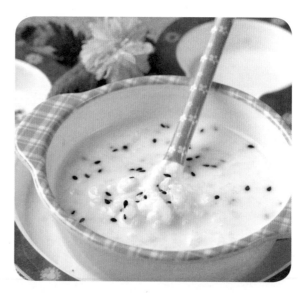

推荐理由

玉米中膳食纤维的含量很高，是大米的 10 倍，大量的纤维素能刺激胃肠蠕动，缩短食物残渣在肠内停留的时间，加速粪便排泄并将有害物质带出体外，对宝宝防治便秘、肠炎具有重要意义。

推荐理由

黑芝麻具有润五脏、补肝肾、益气力、填脑髓的作用，对于肠燥便秘具有良好的食疗效果，宝宝经常食用不仅可以缓解便秘，还能促进身体和智力发育。

食欲不振（宝宝食谱）

米团汤

原料：面粉 20 克，米饭 100 克，胡萝卜半个，柿子椒半个，盐适量。

做法：

（1）将米饭和面粉和在一起，揉成米团儿。

（2）将胡萝卜和柿子椒分别洗净，切成小碎块。

（3）锅中加适量清水，放入胡萝卜、柿子椒同煮，煮熟后放入米团儿稍煮即可。

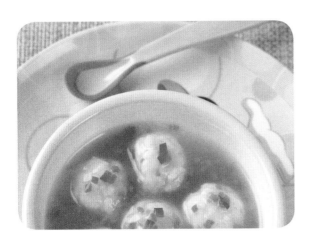

推荐理由

　　这款汤富含蛋白质、碳水化合物、维生素和钙、铁、磷、钾、镁等矿物质，有养心益肾、健脾养胃、除热止渴的功效。此汤可以激发宝宝食欲，适合 10 个月以上的宝宝食用。

金鱼蒸饺

原料：三文鱼 100 克，香菇 50 克，胡萝卜 1 个，豌豆 10 克，面粉 200 克，葱、姜、蒜、香油、盐各适量。

做法：

（1）胡萝卜洗净、切丝，放入搅拌机中，加适量水，打成汁，用胡萝卜汁和面粉制成饺子皮。将三文鱼处理干净，去骨剁碎，香菇、葱、姜、蒜洗净剁碎，加适量盐、香油拌匀。

（3）取适量馅放在饺子皮上，先将饺子皮对折，饺子皮中间封口固定，前端留两孔放入豌豆当鱼眼睛，后端捏成三折如 W 形状，蘸少许水在靠近馅料处将尾巴拉长即完成金鱼造型，隔水蒸熟。

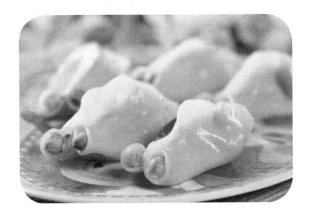

推荐理由

　　妈妈可以做类似于金鱼蒸饺这样可爱的造型食物来吸引宝宝的注意。

鱼味蛋饼

原料：鸡蛋 200 克，猪肉末 50 克，葱花、蒜末、番茄酱、食用油、米醋、白糖、盐及水淀粉各适量。

做法：

（1）鸡蛋打散，放少许盐，制成蛋液，倒入烧热的油锅中，摊成厚薄均匀的蛋饼，盛入盘里。

（2）锅入油烧热，放入葱花、蒜末煸出香味，放入适量番茄酱及少许清水。

（3）煸出红油后，放入肉末煸炒，加盐、白糖，炒至肉末熟后淋入少许米醋，用水淀粉勾芡后，盛入装蛋饼的盘中即可。

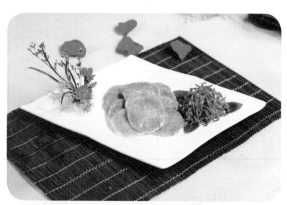

推荐理由

把鸡蛋做成蛋饼，口感香嫩，色泽亮丽。用蛋饼裹着番茄肉末一起食用，口味独特，吃法有趣，能引起宝宝的兴趣，适合 10 个月以上的宝宝。

鲜香菠萝饭

原料：米饭 100 克，菠萝半个，鸡蛋 1 个，豌豆 50 克，红菜椒 50 克，腰果仁 100 克，食用油、生抽、盐各适量。

做法：

（1）菠萝对半剖开，将菠萝肉挖出，切丁，挖菠萝肉的过程中产生的水果汁千万不要丢掉，可以放入炒饭中。

（2）红菜椒洗净，切丁；鸡蛋打散，摊成蛋饼，捣碎。

（3）锅中放适量食用油，放入豌豆、红菜椒翻炒片刻，接着放入蒸熟的米饭。

（4）放入菠萝丁、鸡蛋碎和腰果仁，翻炒片刻，放入盐、生抽翻炒均匀即可。

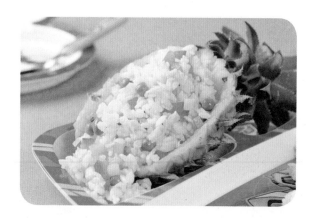

推荐理由

本品外形漂亮，风味独特，菠萝特有的香味更是能吸引宝宝，适用于 1 岁以上的宝宝食用。

营养不良（宝宝食谱）

栗子膏

原料：栗子（鲜）100 克，白糖 20 克。

做法：

（1）栗子去壳，捣烂。

（2）锅中加适量清水，放入栗子泥，小火煮成膏状。

（3）加适量白糖调味，稍煮即可。

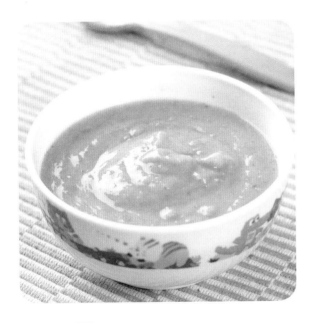

推荐理由

这款栗子膏养胃健脾、补肾益气，适用于宝宝体弱、消化不良、腹泻等。

烩三色鱼丸

原料：鳜鱼肉 500 克，菠菜 500 克，番茄酱 50 克，鸡蛋清 50 克，植物油、葱末、姜末、料酒、盐、胡椒粉、淀粉各适量。

做法：

（1）鱼肉处理干净，剁成泥；蛋清打散；菠菜洗净，加盐用纱布包好放盆中揉搓，取出菜汁。

（2）鱼泥放入碗中加入葱、姜、水、盐解开，再加入植物油、蛋清，搅拌成糊状，然后分三份，一份加菠菜汁，一份加番茄酱，另一份是鱼肉。

（3）锅内放适量清水把三种鱼泥挤成鱼丸，大火煮沸，去浮沫，盛入冷水盆内。锅内放入挤鱼丸的汤，加入盐、料酒调好味，下入鱼丸，烧开后勾薄芡即可。

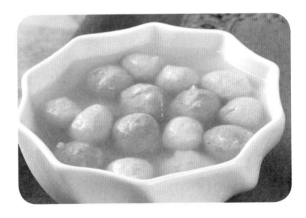

推荐理由

本品适合饮食不香、营养不良的宝宝食用。

回锅蛋

原料：猪肉 100 克，鸡蛋 200 克，黄花菜 50 克，黑木耳 50 克，葱花、酱油、香油、植物油、盐各适量。

做法：

（1）猪肉洗净剁碎，放入一茶匙酱油及少许香油拌匀。

（2）浸软黄花菜、木耳洗净，沥干水分；鸡蛋打散制成蛋液。

（3）锅中加两汤匙植物油，烧至七成热，将碎肉炒散，加入打散的蛋液，煎成饼状。

（4）将蛋饼用锅铲切成小块，加入黄花菜、木耳炖熟，加少许食盐调味，撒入葱花即可。

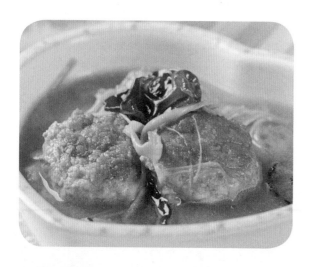

推荐理由

这款菜中铁的含量极为丰富，能养血并可防治缺铁性贫血。本品适合 8 个月以上的宝宝食用。

营养菜

原料：土豆 1 个，胡萝卜 100 克，肉肠 100 克，柿子椒 1 个，黄瓜半根，植物油、葱丝、姜丝、盐、白糖、料酒、淀粉、香油各适量。

做法：

（1）土豆、胡萝卜、柿子椒、黄瓜分别洗净，切丁；肉肠切丁。

（2）锅中倒入植物油，烧至七成热后，先下土豆、胡萝卜煸炒，再放入葱姜丝炒香。

（3）然后放入黄瓜、柿子椒、肉肠继续翻炒，加入盐、料酒、白糖调味，用水淀粉勾芡，淋少许香油即可。

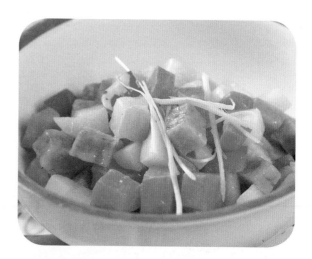

推荐理由

此款菜荤素搭配，可改善宝宝营养不良。

消化不良（宝宝食谱）

粟米山药粥

原料：粟米 50 克，淮山药 25 克，白糖适量。

做法：

（1）将粟米淘洗干净。

（2）山药去皮洗净，切成小块。

（3）锅中放入适量清水，下粟米及山药块。

（4）用大火煮沸，改小火煮至粥烂熟。

（5）最后放入白糖调味，稍煮即可。

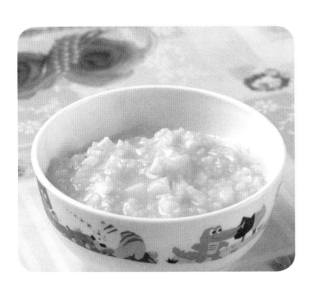

推荐理由

　　粟米有补益脾胃、清热安神之效，山药有健脾养胃、补气滋阴及利尿益肾之功。两者同煮，最能补脾益气、安神滋阴。这款粥适合消化不良的宝宝食用。

陈皮粥

原料：粳米 50 克，陈皮末 10 克。

做法：

（1）将粳米淘洗干净，放入锅中，加适量清水煮粥。

（2）用大火烧开，小火慢熬，待粥将熟时加入陈皮末。

（3）搅拌均匀，稍煮即可。

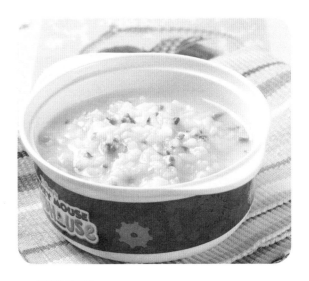

推荐理由

　　中医认为，陈皮可健脾、理气及消食，对于饮食不化、食后腹胀等症有良好的改善作用。这款粥可改善宝宝消化不良。

砂仁鲫鱼汤

原料：鲫鱼 500 克，砂仁 3 克，葱花、姜末、绍酒、盐、胡椒粉及植物油各适量。

做法：

（1）鲫鱼洗净，去掉肚子里的黑皮，然后将砂仁塞入腹中。

（2）锅入油烧热，放入葱花、姜末煸香。

（3）放入鲫鱼煎至两面微黄，加入绍酒，再加入清水用大火煮沸。

（4）改中火煮至汤色乳白，出锅前加少许盐、胡椒粉调味即可。

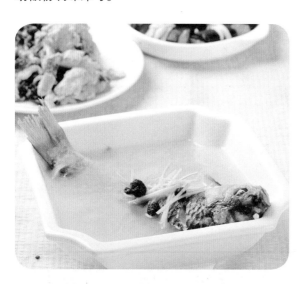

推荐理由

　　鲫鱼营养丰富，含有蛋白质、脂肪和维生素等营养素，尤其是钙和磷元素非常丰富，对宝宝骨骼发育十分有益。这款汤有很好的醒脾开胃、促进消化的作用，非常适合消化不良的宝宝食用。

化积茶

原料：山楂 5 克，麦芽 3 克，莱菔子 2 克。

做法：

（1）将所有的原材料都洗净，放入杯中。

（2）然后用烧开的沸水冲泡。

（3）15 分钟后，即可喂饮，每日 1 杯。

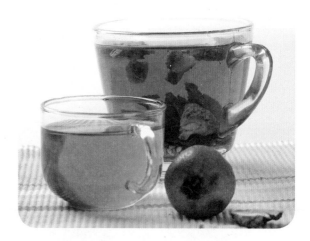

推荐理由

　　山楂含有多种维生素、果胶和钙、磷、铁等矿物质，颇具消食健胃、行气散瘀功效。这款化积茶对宝宝消化不良具有很好的改善作用，但脾胃虚弱的宝宝不宜饮用。

感冒（宝宝食谱）

三根感冒汤

原料：大白菜根 3 个，芦根 15 克，大葱根 7 个。

做法：

（1）将所有的原材料洗净。

（2）将所有材料放入锅中，然后加适量清水。

（3）大火烧开，小火熬至只有一碗水时即可。

（4）给宝宝每天服用 1 次，连续服用 2~3 天。

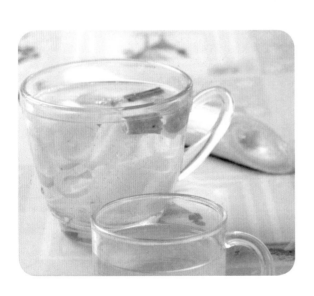

推荐理由

　　感冒是宝宝常见疾病，动不动就打针吃西药会产生抗药性。三根汤不仅清热化湿，对治疗宝宝感冒疗效显著，而且味道清甜，宝宝也喜欢。

白菜姜葱汤

原料：白菜 120 克，葱白、生姜各 10 克。

做法：

（1）将白菜洗净，切碎。

（2）葱白和生姜分别洗净，拍碎。

（3）所有材料一起加水同煮，烧开之后慢熬，去渣留水。

（4）给宝宝每天服用两次，连续服用 2~3 天。

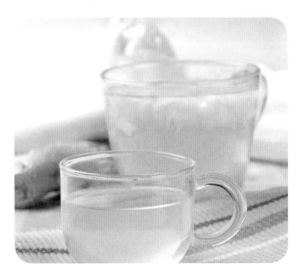

推荐理由

　　葱白和生姜能促进血液循环，帮助发汗。而且葱白还有较强的杀菌、抑菌及抗病毒的作用。这款汤对于感冒初期的宝宝效果显著，而且对于风寒型感冒具有很好的预防作用。

金菊薄荷蜜茶

原料：金银花 10 克，菊花 10 克，薄荷 5 克，蜂蜜适量。

做法：

（1）将金银花、菊花、薄荷一起放入砂锅中，加入适量清水烧煮。

（2）大火煮沸后，加入蜂蜜调味。

（3）开锅后，继续煮 10 分钟即可。

（4）给宝宝每天服用两次，连续服用 2~3 天。

绿豆茶汤

原料：绿豆 30 克，绿茶 5 克，红糖适量。

做法：

（1）将生绿豆磨碎，和绿茶一起装入布袋里。

（2）砂锅中放入一碗清水，投入茶袋，小火熬煮。

（3）煎至半碗水时，去掉茶袋，加入适量红糖即可。

（4）给宝宝每天服用 1 次，连续服用 2~3 天。

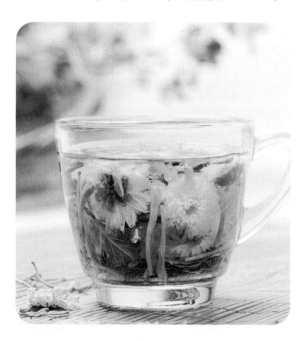

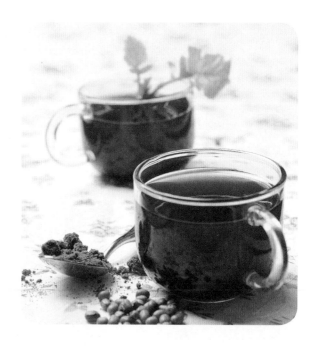

推荐理由

金银花有清热解毒、疏利咽喉、消暑抗菌、增强免疫的作用，菊花则能疏风清热、平肝明目，两者同煮可以有效治疗感冒，尤其对宝宝风热型感冒有很好的疗效。

推荐理由

绿豆清热去火，绿茶清肺润噪。两者同煮可以有效缓解宝宝风热感冒所引起的嗓子疼痛及口干舌燥等症状。

附录　辅食制作常用食材

苹果

◉ 营养点睛

苹果品种多样，外形美观，营养丰富，是宝宝各个时期的健康食品。由苹果制成的果汁、果泥、果片都是宝宝良好的辅食。苹果内富含锌，锌是人体中许多重要酶的组成成分，是促进宝宝生长发育的重要元素，常吃苹果还可以增强记忆力，提高智力。但苹果含有一定的糖和酸性物质，食用不当可能会腐蚀牙齿。因此宝宝吃完苹果后，妈妈要及时让宝宝漱漱口。

◉ 如何选购

苹果品种繁多，色泽、香气、果肉各异，下面介绍几种常见苹果的选购方法：

红富士	颜色红艳，条纹多，果柄有同心圆，口感甜脆。
红香蕉	色泽鲜艳均匀，表面光亮，中上等大小，肉质香甜鲜脆。
黄元帅	麻点多，醇香扑鼻，酸甜适中，口感细腻，轻者绵密，重者清脆。
国光	果实洁净有光泽，酸甜味淡，口感清脆，无锈斑。

◉ 美味食谱

苹果水

原料：苹果半个。

做法：

（1）苹果洗净，去皮、去核，切成小丁备用。

（2）锅中加适量清水，煮沸后放入苹果丁，盖上锅盖，大火继续煮两分钟，关火。

（3）用过滤网过滤，去渣留汁，放至温热即可。

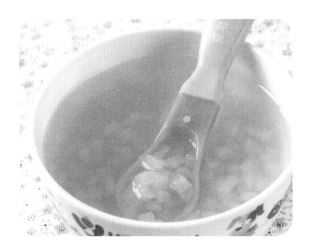

推荐理由

宝宝喝苹果汁的好处很多，可以增加营养，也可以在一定程度上缓解便秘和腹泻症状。两个月的宝宝喝苹果水要注意少量和稀释。宝宝拉肚子吃蒸苹果有一定的帮助，但要了解引起腹泻的原因，严重者要去医院治疗。

鲜奶果羹

原料：牛奶 500 克，苹果 50 克，山楂 50 克，樱桃 100 克，熟黑芝麻 10 克。

做法：

（1）将苹果洗净后去皮、去核、切丁，山楂洗净、去籽、切丁，樱桃洗净。

（2）锅中倒入牛奶和各种水果丁，煮沸，撒入黑芝麻稍煮即可。

双黄苹果羹

原料：玉米粉 100 克，黄豆粉 30 克，苹果 200 克，白糖适量。

做法：

（1）玉米粉和黄豆粉分别用凉开水搅拌均匀，制成糊状；苹果洗净、去皮、去核，切丁备用。

（2）锅中加适量清水，烧开后倒入玉米糊和黄豆糊，搅拌均匀。

（3）将苹果丁倒入锅中，加适量白糖调味，继续煮沸即可。

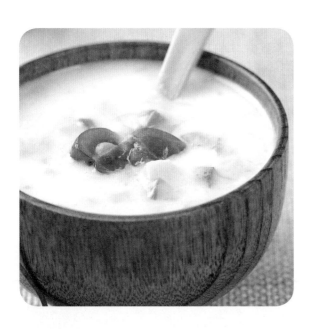

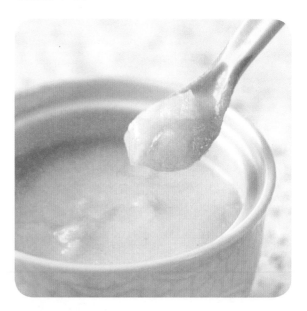

推荐理由

牛奶含有丰富的优质蛋白质和钙，苹果富含糖、维生素及矿物质，山楂有机酸、维生素 C 含量较高，樱桃含糖量低、含铁却十分丰富，黑芝麻含有丰富的蛋白质、钙、铁等营养物质。这款甜品酸甜爽口，可以增加食欲、补钙强身。

推荐理由

苹果含有大量的维生素 C，有益宝宝心血管系统健康，所含的果胶可以促进胆固醇排出体外，有助于降低血液胆固醇含量。玉米和黄豆都含有丰富的钙质，可以帮助宝宝补钙。这款甜品可通便、补钙。

梨

✹ 营养点睛

梨富含水分、多种维生素及矿物质，具有生津解渴、润肺去燥、清热降火、止咳化痰的功效。吃生梨能明显解除上呼吸道感染患者所出现的咽喉干痒、疼痛以及便秘、尿赤等症状。梨煮水则有滋润解渴、补充津液的功效。蒸梨可以起到滋阴润肺、止咳祛痰的作用。深秋或初冬时节，干燥寒冷的气候很容易使宝宝口鼻干燥、外感咳嗽，所以宜适当给宝宝多吃一些梨。

梨性偏寒，脾胃虚寒、大便偏稀的宝宝不宜多吃。此外，梨有利尿的作用，睡前不要给宝宝吃梨，以免不能及时更换尿布导致宝宝患上尿布疹。

✹ 如何选购

（1）优质梨：成熟适度（八成熟），肉质细、质地脆而鲜嫩、汁多、无霉烂、冻伤、灾害伤或机械伤。

（2）质次或劣质梨：果型不端正，有相当数量的畸形果，无果柄，表面粗糙不洁，刺、碰、压伤痕较多，有病斑或虫咬伤，果肉粗质地差、汁液少，味道淡薄或过酸，或伴有苦涩等滋味。

✹ 美味食谱

梨泥

原料：梨半个。

做法：

（1）梨洗净，去皮、去核，切成小丁备用。

（2）锅中加适量清水，将梨丁倒入锅中，开小火煮至梨丁熟烂。

（3）将梨丁盛出，用小勺压成泥即可。

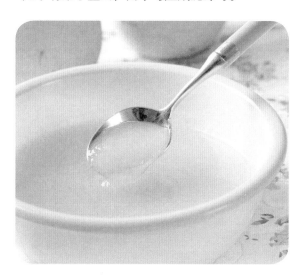

> **推荐理由**
>
> 梨中所含的膳食纤维能帮助宝宝预防和缓解便秘。此外，梨还具有润肺止咳的功效，可以辅助治疗咳嗽。

葱白梨汤

原料：连须葱白 7 根，梨 1 个，冰糖适量。

做法：

（1）葱白洗净、切段，梨洗净、去皮、去核、切片。

（2）将葱白段和梨片放入锅中，加适量清水煮沸。

（3）放入冰糖，继续煮 5 分钟即可。

菠萝梨汁

原料：菠萝 200 克，梨 1 个。

做法：

（1）菠萝去皮，切成大块；梨洗净去皮，切成大块。

（2）将菠萝块、梨块及适量凉开水放入榨汁机中即可。

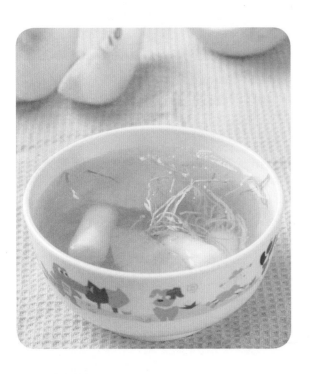

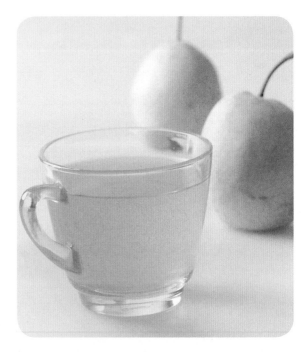

推荐理由

　　每日 1 剂，分 3 次饮用。这款汤可疏风清热、止咳化痰，适宜感冒咳嗽的宝宝饮用，可以有效改善咳嗽等症状。

推荐理由

　　菠萝营养丰富，含有大量果糖和葡萄糖，含有人体必需的维生素和大部分矿物质，味道鲜美，香甜多汁。与梨搭配，能够清热解暑、生津止渴、开胃消食。

　　注意：过敏宝宝忌食菠萝。

香蕉

营养点睛

　　香蕉营养丰富，容易消化，含有糖类、蛋白质、脂肪、钙、磷、铁、钾以及胡萝卜素、维生素 A、维生素 B_1、维生素 B_2、维生素 C、维生素 E 等多种营养成分，特别适合宝宝食用。

　　香蕉中含有的特殊氨基酸和生物碱能使宝宝心情舒畅、活泼开朗，能提升宝宝开心快乐的指数。

　　香蕉有着与降压药相同的作用，对预防儿童高血压非常有效。实验表明，连续 1 周每天吃两根香蕉，可以使高血压降低。

　　香蕉中含有的免疫活性蛋白能提升免疫系统的功能，还有一定的抗癌功效。

如何选购

看	优质成熟的香蕉果皮呈鲜黄色、两端略带青色，果实丰满、光滑、肥壮，无病斑，果皮太青则为未熟香蕉，变黑者为过熟香蕉。
捏	优质成熟的香蕉手感富有弹性、软硬适度，太硬的香蕉尚未成熟，太软、提起来皮肉就分离的是熟过头的香蕉。
尝	优质成熟的香蕉果肉淡黄、味道甜美、口感软糯香滑，未熟的香蕉口感坚硬、甜少涩多。

美味食谱

水果沙拉

原料：苹果 50 克，香蕉 50 克，配方奶两匙。
做法：
（1）苹果洗净，去皮、去核，切丁备用。
（2）香蕉去皮，切成小丁。
（3）配方奶加少量开水冲调（浓稠些较好）。
（4）将苹果丁和香蕉丁装入碗中，淋入配方奶，拌匀即可。

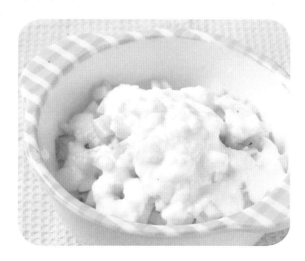

推荐理由

　　苹果和香蕉富含的维生素 A、B 族维生素、维生素 C，能够帮助宝宝提高抵御疾病的能力，促进生长发育，所含的矿物质同样丰富，能够满足宝宝生长发育的需要。

牛奶香蕉糊

原料：香蕉 20 克，牛奶 30 克，玉米面 5 克，白糖 5 克。

做法：

（1）将香蕉去皮后，用勺子研碎。

（2）将牛奶倒入锅中，加入玉米面和白糖，边煮边搅匀，煮好后倒入研碎的香蕉中调匀即可。制作时一定要把牛奶、玉米面煮熟。

香蕉粥

原料：香蕉 100 克，粳米 50 克。

做法：

（1）将香蕉剥去外皮，撕掉筋，切成片。

（2）粳米淘洗干净，用清水浸泡半小时，捞出沥干水分。

（3）锅中加适量清水，放入粳米，大火煮沸，改为小火熬煮成粥。

（4）加入香蕉片，边煮边搅动，继续煮 10 分钟即可。

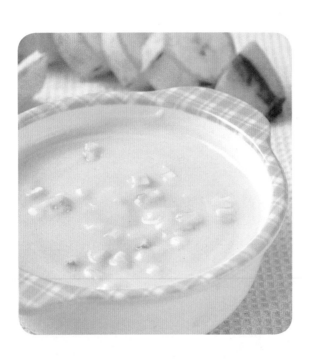

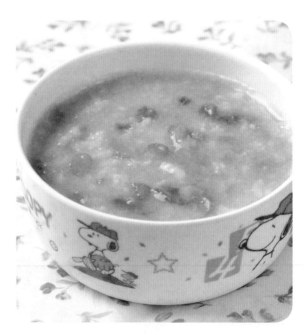

推荐理由

此糊香甜适口，奶香味浓，含有丰富的蛋白质，碳水化合物的成分主要是淀粉和糖类，因此味甜而黏，很适宜宝宝食用。

推荐理由

香蕉中含有丰富的钾和镁，维生素、糖分、蛋白质、矿物质的含量也很高。这款粥不仅是很好的强身健脑食品，也是便秘宝宝的最佳食物。

山药

🍊 营养点睛

山药营养丰富，块茎富含多种人体必需氨基酸、蛋白质及淀粉，另外还含有胆碱、纤维素、维生素A、维生素 B_1、维生素 B_2、维生素C及钙、磷、铁、碘等矿物质，能够提高人体免疫力，有益脾胃的消化吸收功能，尤其适合体质虚弱、食欲不振的宝宝食用。

🍊 如何选购

看	毛多的山药味道甜、口感好；切口应为雪白色，呈铁锈色则说明山药不新鲜，掰开山药后发现肉质发红、有硬心说明山药被冻过。
握	用手握住山药10分钟，如果被冻过则会有细小的水珠出现。
掂	用手掂一下重量，大小相同的山药越重的质量越好。

🍊 美味食谱

山药粥

原料：山药30克，对虾1～2只，粳米50克，盐少许。

做法：

（1）将粳米洗净；山药去皮，洗净，切成小块；对虾择好洗净，去皮切成粒状。

（2）锅内加适量清水，投入粳米，烧开后加入山药块，用小火熬煮成粥。粥将熟时，放入虾粒，继续煮至虾粒熟，加少许盐调味即可。

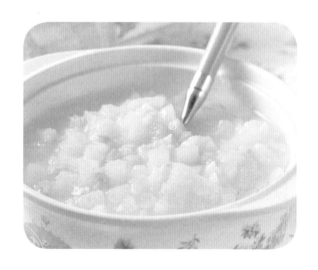

推荐理由

山药健脾养胃；对虾又称明虾，味甘咸，性微温，能补肾阳、益脾胃。这款粥富含蛋白质、脂肪和维生素A、维生素 B_1、维生素 B_2 及钙、磷、铁等矿物质，非常适合宝宝食用。

山药鸡蓉粥

原料：鸡绞肉 10 克、山药 30 克、白粥 60 克。

做法：

（1）山药去皮，洗净，切成丁，放入沸水中汆烫，取出沥水。

（2）取一汤锅加适量清水，放入山药与鸡肉泥，以中火煮熟后，加入白粥拌匀即可。

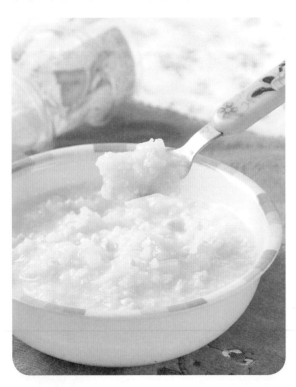

推荐理由

　　山药是富含糖类、蛋白质，而又低脂的健康食品，且含有多种人体所需的矿物质与维生素。这款山药鸡蓉汤健康美味，宝宝一碗粥下肚之后，会觉得通体舒畅、活力满分。

山药小米粥

原料：山药 50 克，小米 25 克。

做法：

（1）小米淘洗干净，加适量清水熬煮成粥。

（2）山药去皮、洗净，隔水蒸熟后压成泥。

（3）将山药泥放入小米粥中，搅拌均匀即可。

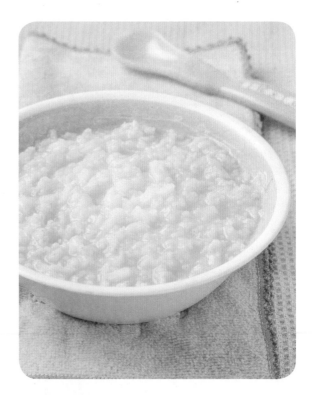

推荐理由

　　宝宝身体、大脑发育都需要优质蛋白质，小米富含优质蛋白质。同时，小米中所含的维生素 B_1 和 B_2 均高于大米，是非常好的辅食材料。这款粥可以帮助宝宝远离消化不良、大便稀溏的烦恼。

番茄

❁ 营养点睛

番茄约在明朝传入我国，因为酷似柿子、色红，又来自西方，所以又称为番茄。

番茄所含的维生素 A 原，在人体内可以转化为维生素 A，能促进骨骼生长，防治佝偻病、干眼病、夜盲症及某些皮肤病。

其所含的大量维生素 C 能增强宝宝免疫力，防治感冒。番茄内的苹果酸及柠檬酸等有机酸，还可以促进胃液分泌，帮助消化，调节胃肠功能。番茄富含的番茄红素，能有效降低人体胆固醇，有益心血管健康。

❁ 如何选购

市售番茄，大体可分为两种，一种是红番茄，另一种为粉红番茄。熟吃最好选购红番茄，这种番茄糖分、有机酸含量都高，滋味浓郁，适合炒菜、烧汤。粉红番茄味道寡淡，酸甜度都不高，适合生吃。

❁ 美味食谱

番茄汁

原料：新鲜番茄 1 个。

做法：

（1）将番茄洗净后，放入沸水中煮 2 ～ 3 分钟。

（2）将煮熟的番茄去皮，切开，去籽，用汤勺挤压番茄肉使之流出汁水。

（3）滤去残渣，将番茄汁盛入杯中即可。

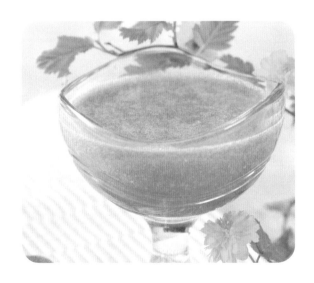

推荐理由

番茄含有大量的维生素 B_2，对于宝宝的肠胃有很好的调理作用。此汁酸甜适口，营养丰富，适宜 6 ～ 9 个月的宝宝食用。

番茄胡萝卜汤

原料：番茄 150 克，胡萝卜 100 克，盐两克。

做法：

（1）将胡萝卜洗净、去皮，然后磨成泥。

（2）将番茄在温水中浸泡，把番茄皮去掉，再搅拌成汁。

（3）锅中加适量清水煮沸，放入胡萝卜泥和番茄汁，用大火煮开，到熟透后加盐调味即可。

番茄土豆汤

原料：番茄 150 克，土豆 100 克，植物油、盐各适量。

做法：

（1）土豆去皮、洗净、切成片，番茄洗净、切成块。

（2）锅中加适量植物油，烧至四成热后倒入番茄块翻炒片刻。

（3）将土豆片倒入锅中，继续翻炒均匀。

（4）锅中加适量清水，大火煮沸后改小火继续煮 10 分钟，最后加适量盐调味即可。

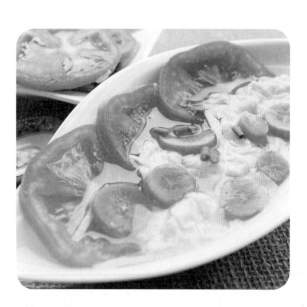

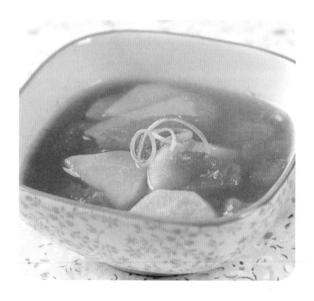

推荐理由

　　胡萝卜能提供丰富的维生素 A，可以促进机体正常生长发育、维持上皮组织健康，保持视力正常，治疗夜盲症和干眼症。番茄富含丰富的胡萝卜素、B 族维生素和维生素 C。胡萝卜和番茄搭配，是宝宝补充维生素的好辅食，经常食用对宝宝健康非常有益。

推荐理由

　　土豆和番茄都含有丰富的钾元素；番茄所含的维生素 C 可以保护血管弹性，所含的番茄红素可抑制胆固醇黏附于血管壁，起到保持血管通畅的作用。这款汤有助于宝宝通便及维护心血管系统健康。

土豆

❀ 营养点睛

土豆除含有丰富的碳水化合物外，还含有蛋白质、脂肪、果胶、纤维素、多种维生素及矿物质，有"地下苹果"之称。由于土豆的营养价值高，且易于消化，因此宝宝从6个月起就可以吃土豆泥了。

❀ 如何选购

（1）挑选没有破皮的，尽量选圆的，越圆的越好削。

（2）皮一定要干，不要有水，否则保存时间短，口感也不好。

（3）不要有芽的。凡长出嫩芽的土豆已含毒素，不宜食用。

（4）不要变色的。如果发现土豆外皮变绿，哪怕是很浅的绿色都不要食用，因为土豆变绿是有毒生物碱存在的标志，如果食用会中毒。此外还要看颜色新鲜不新鲜，如果有黑色类似淤青的部分，里面多半是坏的。

（5）劣质土豆块小而不均匀，有损伤或虫蛀孔洞，薯块萎蔫变软，有腐烂气味。

❀ 美味食谱

土豆泥

原料：土豆200克，高汤1杯。

做法：

（1）土豆洗净去皮，切片。

（2）将土豆放在锅中用水熬软，捞出沥水。

（3）趁热将土豆片捣烂。

（4）用准备好的高汤将土豆泥调稀，至黏稠状即可。

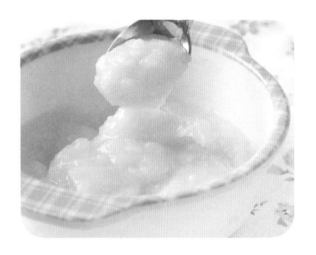

推荐理由

土豆含有丰富的钾、锌、铁等元素，有利于宝宝生长发育。这一款土豆泥适合6～9个月的宝宝食用。

胡萝卜土豆泥汤

原料：土豆100克，胡萝卜50克，盐两克。

做法：

（1）土豆、胡萝卜分别洗净，土豆去皮。

（2）将土豆、胡萝卜切成小块。

（3）将胡萝卜块、土豆块一起放入锅中，加适量清水、盐煮软，再磨成泥。

（4）用煮土豆和胡萝卜的汤冲开搅匀即可。

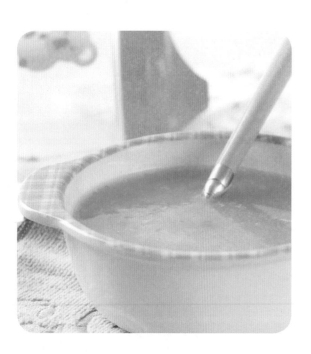

推荐理由

此汤滋味鲜美，营养丰富，易消化，能够为宝宝补充维生素和矿物质，适合4个月以上的宝宝食用。

炝炒土豆丝

原料：土豆200克，植物油25克，酱油、醋、盐各适量。

做法：

（1）土豆洗净削皮，用擦子擦成细丝。

（2）把土豆丝放入盆里，加入清水没过土豆丝，然后加入一点醋和盐，浸泡5分钟。

（3）锅入油烧热，放入土豆丝，大火翻炒，土豆丝快熟时放入酱油，略炒即可。

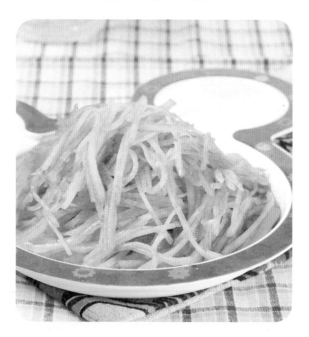

推荐理由

土豆含有维生素A、维生素B_2、维生素C、维生素K、氨基酸及钙铁等矿物质，可预防宝宝口腔炎。这款炝炒土豆丝适合1岁半以上的宝宝食用。

豆腐

🍊 营养点睛

豆腐主要以大豆为原料加工制成，大豆含有较多的蛋白质和脂肪，因此豆腐营养价值也较高。豆腐中含有丰富的碳水化合物、铁、钙、磷、镁等人体必需营养物质，素有"植物肉"的美称。豆腐质地软嫩、消化吸收率高达95%以上，适合咀嚼、吞咽、消化能力都不强的宝宝食用。宝宝经常吃点豆腐可以促进骨骼和牙齿发育，预防佝偻病。

🍊 如何选购

看	优质豆腐色泽均匀，略有光泽，呈乳白色或淡黄色；劣质豆腐颜色较深，无光泽。
闻	优质豆腐散发出豆腐特有的香味，劣质豆腐只有轻微的香气或有怪味（豆腥味、馊味）。
压	用手指轻压豆腐，优质豆腐有弹性、手感细腻、无杂质、结构均匀，劣质豆腐则结构粗糙、手感松散、无弹性、易碎、粘手。

🍊 美味食谱

蔬菜豆腐泥

原料：鲜嫩豆腐200克，豌豆50克，胡萝卜10克，鸡蛋黄20克，酱油、盐各适量。

做法：

（1）将胡萝卜去皮洗净，在沸水中煮熟，切成极小的块。

（2）将水与胡萝卜、豌豆放入锅中，嫩豆腐边捣碎边加入锅内，再加入少许酱油和盐，煮至汤汁变少。

（3）最后将蛋黄打散加入锅里煮熟即可。

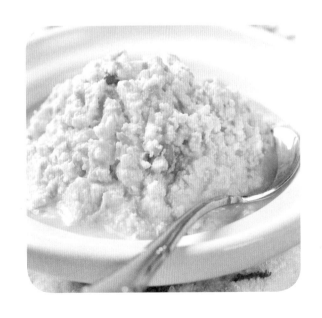

鸡茸豆腐

原料：鲜嫩豆腐 100 克，鸡肉 50 克，鸡蛋 1 个，细油菜丝、细火腿丝各适量，植物油、淀粉、盐各少许。

做法：

（1）鸡肉洗净剁成泥，加上蛋清和少许淀粉一同搅拌成鸡茸。

（2）把豆腐弄成泥，用开水烫一下。

（3）锅里放入适量植物油，待油烧至五成热，放入豆腐泥，炒好，再放入鸡茸，加入适量盐翻炒。

（4）最后撒上细火腿丝和细油菜丝炒熟即可。

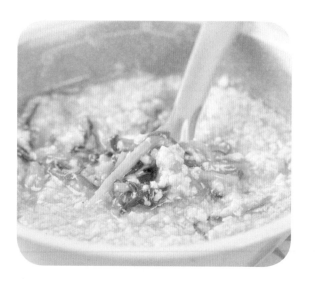

推荐理由

　　豆腐中富含优质植物蛋白、钙质，鸡肉中富含优质动物蛋白，这两种食物结合在一起，更容易补充钙质。

鱼蓉奶豆腐

原料：挑干净鱼刺的鲮鱼 1 条，鲜嫩豆腐 1 块，配方奶半杯、蛋白两个，盐、北极虾粉各适量。

做法：

（1）将鱼肉洗净，沥水，用汤匙将鱼肉刮下来。

（2）豆腐洗净，与鱼肉一起放入碗中，加少许盐调味搅拌均匀。

（3）再加入鲜奶、蛋白拌匀，倒入深碟内，隔水以中慢火蒸 8 分钟，撒上北极虾粉即可。

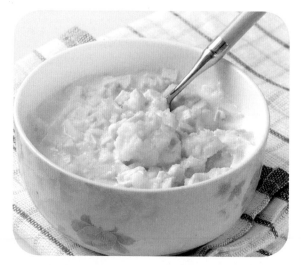

推荐理由

　　用豆腐煮鱼，不仅可以提高豆腐中蛋白质的利用率，还有利于宝宝对钙的吸收。同时，北极虾有极高的营养价值，富含优质蛋白质及天然钙、锌等矿物质。

猪肉

● 营养点睛

猪肉一年四季都适合食用，而且猪肉性平，各种体质的宝宝都可以吃。猪肉中的蛋白质含量低于其他肉类，平均为 15% 左右。血红素铁含量不及牛羊肉，但比鸡鸭肉多。微量元素含量较为丰富，维生素 B_1 含量在各种肉中最高，也含有磷脂，对宝宝大脑发育有益。

不过，猪肉在各种肉类中脂肪含量最高，瘦肉也可达 20% 以上，但各部位差异较大。如果宝宝已经有点胖，应当适当控制猪肉的食用量。

● 如何选购

一般来说，挑选新鲜猪肉要注意以下几点：

（1）看外观：新鲜的猪肉表面上会有一层微干的外膜，呈淡红色，有光泽，且断面看上去稍稍湿润，不粘手，肉汁透明。

（2）看表皮：新鲜健康的猪肉表皮无斑痕，病死的猪肉表皮上常有紫色出血斑点。

（3）看脂肪：新鲜猪肉脂肪呈白色或乳白色，有光泽。

（4）看肌肉：健康猪瘦肉一般为红色或淡红色，光泽鲜艳，很少有液体流出。

（5）看弹性：好的猪肉有弹性，尤其是新鲜的猪肉，质地紧密弹性好，用手指按压凹陷后会立即复原。

（6）变质的肉：肌肉无光泽，呈灰绿色；外表发黏，指压后的凹陷不能立即恢复，留有明显痕迹；有臭味；肉汤浑浊，有絮状物，并带有异味。

● 美味食谱

青菜肉末粥

原料：小米 50 克，猪肉 20 克，青菜 20 克，高汤 4 杯，盐适量。

做法：

（1）将小米淘洗干净，放锅里加适量清水，大火煮沸，改小火熬煮成粥。

（2）将青菜放入开水中煮软，切碎备用。

（3）将猪肉洗净、切成薄片，放入锅中，加适量清水及少许食盐，大火煮沸，改中火继续煮 10 分钟，取出并剁成肉糜。

（4）将肉糜和青菜加入煮好的粥中搅拌均匀即可。

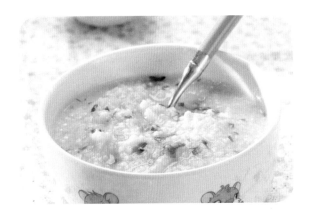

什锦猪肉菜末

原料：猪肉 20 克，青柿子椒 15 克，番茄 1 个，胡萝卜 10 克，洋葱 10 克，盐、高汤各适量。

做法：

（1）将猪肉和青柿子椒、番茄、胡萝卜、洋葱分别洗净，切成碎末。

（2）将猪肉末、柿子椒末、胡萝卜末、洋葱末一起放入高汤中煮熟至软烂，再加番茄末略煮，加少许盐调味即可。

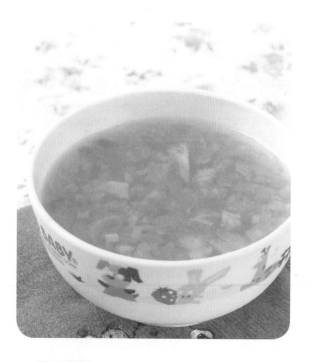

推荐理由

这道菜品含有丰富的蛋白质、碳水化合物、脂肪、维生素 B_1、维生素 B_2、维生素 C 和铁、钙、磷等营养素，能给宝宝提供充足的营养。

蛋黄碎肉粥

原料：猪瘦肉 100 克，大米 100 克，熟蛋黄 30 克，大葱 10 克，白芝麻 5 克，酱油、盐各适量。

做法：

（1）将大米洗净，在清水中浸泡 30 分钟，瘦猪肉洗净、剁成肉末，葱洗净、切成葱花。

（2）锅中倒入适量植物油烧至七成热，放入肉末和葱末一起煸炒，再淋少许酱油拌匀。

（3）再放入大米和泡米的水大火煮沸，改小火继续煮 40 分钟。

（4）放入盐调味后就可以盛出，放入打散的熟蛋黄，最后撒上白芝麻即可。

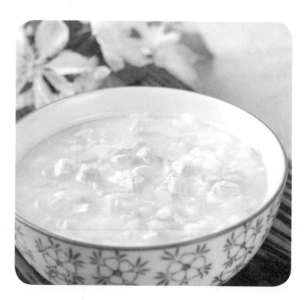

推荐理由

这款粥非常适合宝宝食用，有助于促进骨骼和牙齿发育。

猪肝

🍊 营养点睛

猪肝含有丰富的营养物质，富含的蛋白质、卵磷脂和微量元素，能够促进宝宝的身体发育和智力发育；铁元素含量尤其丰富，是补血的优质食材，有助于防治缺铁性贫血；猪肝中维生素 A 含量同样丰富，宝宝适量吃些猪肝有益视力发育、保护眼睛、提高机体免疫力。

🍊 如何选购

猪肝分为粉肝、面肝、麻肝、石肝、病死猪肝、灌水猪肝等。粉肝、面肝属于优质猪肝，麻肝、石肝质量不及前两种，病死猪肝、灌水猪肝则属于劣质品，即使高温烹调也不能保证完全杀死病菌，不能给宝宝食用。

粉肝、面肝	手感软嫩、均匀，手指稍微用力就可插入切口处，做熟后味道鲜美、口感柔嫩。
麻肝	切口处不够软嫩，反面有明显的白色络网，做熟后嚼不烂、口感极韧。
石肝	手感坚硬，手指不易插入切口处，颜色暗红，吃时要反复咀嚼才能嚼烂。
病死猪肝	切口处有淤血流出，呈紫红色，做熟后无应有的鲜味。
灌水猪肝	切口处有水流出，手指按压后有坑，过一会儿能恢复原样，颜色赭红发白。

🍊 美味食谱

白菜猪肝汤

原料：猪肝 50 克，白菜 100 克，葱、姜、植物油、盐各适量。

做法：

（1）猪肝洗净切片，白菜洗净切片，葱、姜洗净后切片备用。

（2）锅中加适量植物油，烧热后下葱段、姜丝炝锅，倒入适量清水，大火煮沸。将猪肝、白菜放入锅中，大火煮沸后改小火炖至猪肝熟烂，加少许盐调味即可。

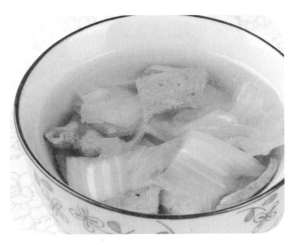

推荐理由

猪肝含有丰富的铁、维生素 B_{12} 及叶酸。白菜不仅可以防治维生素 C 缺乏症，还可以促进人体吸收铁元素。

猪肝泥粥

原料: 猪肝 20 克, 大米 50 克, 高汤 4 杯, 植物油、料酒、盐各适量。

做法:

（1）大米洗净, 加入高汤, 小火慢熬成粥状。

（2）取猪肝剁成泥, 加少许盐和料酒去腥调味。

（3）锅中加少许植物油, 烧至七成热, 将调好的猪肝倒入锅中翻炒, 炒至猪肝熟烂, 盛出沥油。

（4）待猪肝稍凉后, 将其放入搅拌机中打成泥状, 拌入粥中, 继续煮 5 分钟即可。

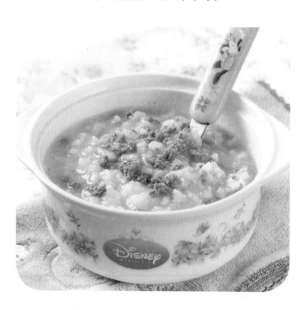

推荐理由

　　猪肝中含有丰富的铁、磷, 是很好的补血食材。猪肝不仅含铁量高, 而且铁的吸收率也很高, 是宝宝预防缺铁性贫血的好选择。

番茄肝末

原料: 猪肝 100 克, 番茄 80 克, 高汤、盐各适量。

做法:

（1）将猪肝洗净切碎, 番茄用开水烫一下剥去皮切碎。

（2）锅中放入高汤烧开, 加入猪肝和番茄煮熟, 最后加少许盐使其有淡淡的咸味即可。

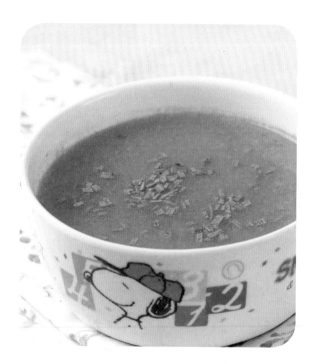

推荐理由

　　猪肝富含铁等多种营养素, 有补肝、养血、明目的作用, 而番茄含维生素 C 丰富, 二者搭配给宝宝做辅食, 可以有效防止缺铁性贫血和维生素 C 缺乏症的发生。

三文鱼

🍊 营养点睛

三文鱼含有丰富而多样的营养物质，这些营养素中 $\Omega-3$ 脂肪酸对宝宝意义重大，因为这是宝宝脑部、视网膜、神经系统发育所必需的物质，宝宝经常食用可以促进大脑和视力发育。消化不良的宝宝、消瘦的宝宝食用三文鱼还能健脾胃、补虚劳，具有良好的食疗效果。

🍊 如何选购

手感	优质三文鱼有弹性，用手指按压后会慢慢恢复，劣质三文鱼则无弹性。
颜色	优质三文鱼有鲜润的光泽、腮发红，劣质三文鱼无光泽、腮部发黑。
口感	优质三文鱼肉质饱满结实，劣质三文鱼有异味、肉质松散。

美味食谱

三文鱼泥

原料：三文鱼 30 克，香油适量。

做法：

（1）三文鱼洗净后去皮，放入碗内。

（2）放入锅中隔水蒸约 8 分钟。

（3）取出鱼肉碾成泥，加少许香油拌匀即可。

推荐理由

三文鱼又叫鲑鱼，是高蛋白、低热量的健康食品。此外还含有多种维生素及钙、铁、锌、镁、磷等矿物质，对宝宝的身体及智力发育非常有益。

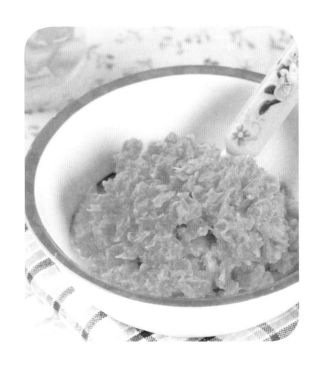

图书在版编目（CIP）数据

孕产育儿百科·孕妈宝宝安全用药 / 卢晟晔主编 . -- 青岛 : 青岛出版社 , 2018.7
ISBN 978-7-5552-7272-4

Ⅰ . ①孕… Ⅱ . ①卢… Ⅲ . ①围产期—用药法 Ⅳ . ① R984

中国版本图书馆 CIP 数据核字 (2018) 第 154358 号

《孕妈宝宝安全用药》编委会

主　编　卢晟晔

编　委　胡小燕　胡敏晖　邹　威　向小芬　陈文渊　向远菊

　　　　凌永放　高红敏　金跃军　李　丹　宋　华　张雪松

书　　名　孕产育儿百科·孕妈宝宝安全用药
　　　　　YUNCHAN YUER BAIKE·YUNMA BAOBAO ANQUAN YONGYAO

出版发行　青岛出版社
社　　址　青岛市海尔路 182 号（266061）
本社网址　http://www.qdpub.com
邮购电话　13335059110　　0532-68068026
责任编辑　徐　瑛　E-mail：546984606@qq.com
特约审校　晟　铭　李　军
插图宝宝　赵梓烨等
插图设计　顾　勇
封面设计　周　飞
制　　版　青岛乐喜力科技发展有限公司
印　　刷　青岛乐喜力科技发展有限公司
出版日期　2018 年 8 月第 1 版　2018 年 8 月第 1 次印刷
开　　本　20 开（889mm×1194mm）
印　　张　12
字　　数　150 千
图　　数　177 幅
印　　数　1-15000
书　　号　ISBN 978-7-5552-7272-4
定　　价　39.80 元

编校质量、盗版监督服务电话：4006532017　0532-68068638
建议陈列类别：孕产妇保健